Vanessa Halen

AF279919

BioAging

mit biologischen Vitalstoffen

VH-edition

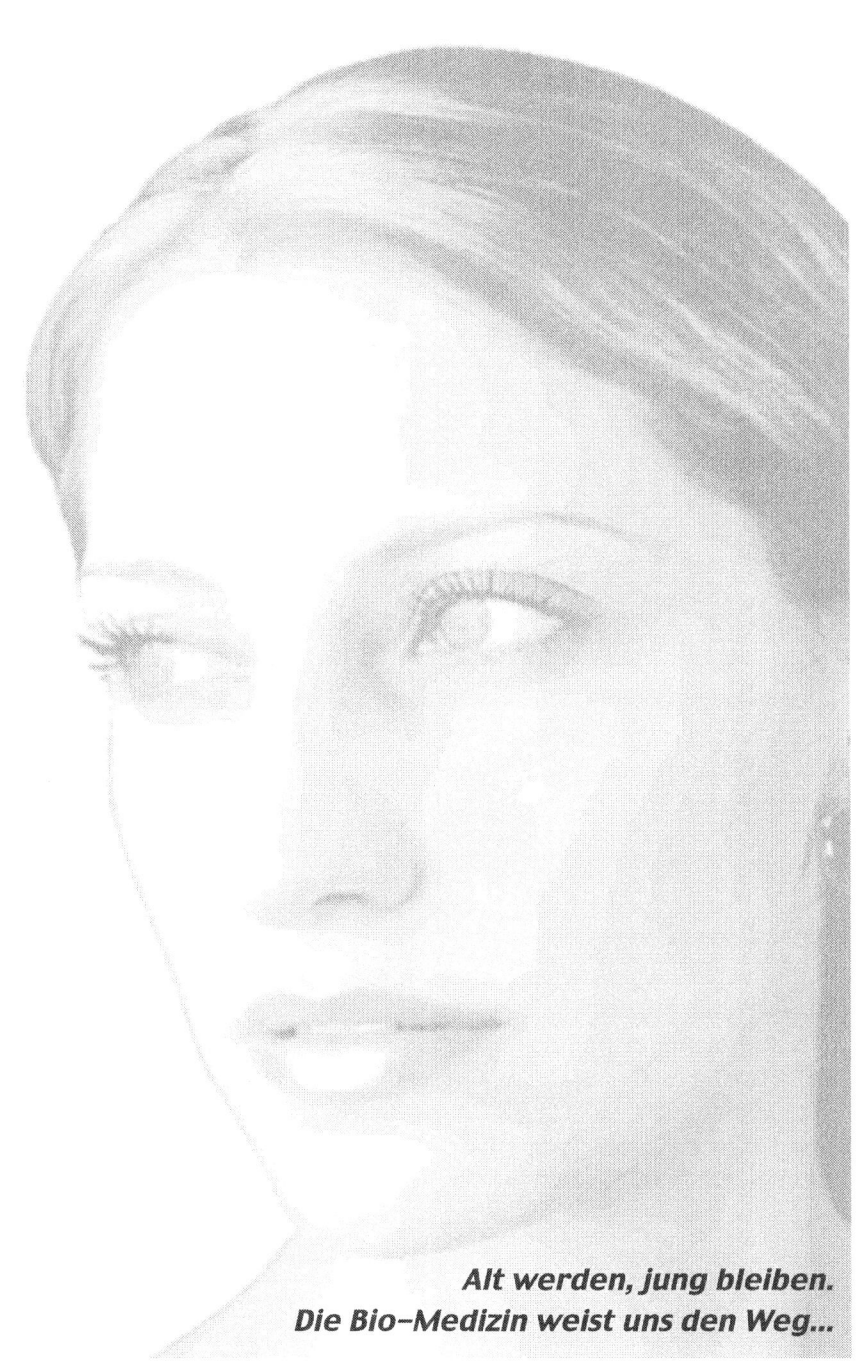

Alt werden, jung bleiben.
Die Bio–Medizin weist uns den Weg...

Impressum

BioAging
mit biologischen Vitalstoffen

Cover-Design & Layout:
Vanessa Halen

Fotos & Abbildungen:
Hemera Photo Objects, Privat-Archiv

Redaktion:
Vanessa Halen

Herstellung:
Books on Demand GmbH,
Norderstedt

ISBN 3-8311-4572-5

Hinweis der Autorin:
Die Informationen und Ratschläge in diesem Ratgeber können keinesfalls eine fachmännische Diagnose oder Behandlung ersetzen. Eine Haftung der Autorin für Personen-, Sach- und Vermögensschäden ist daher ausgeschlossen. Bei ernsten Erkrankungen oder Zweifelsfällen ist ein Arztbesuch dringend anzuraten.

Internet:
http://home.tiscali.de/vanessa.halen

Paradox

Die Menschen sind stets bestrebt
immer jünger zu werden.
Und wenn Sie dann richtig jung sind,
dann sind sie schon zu alt...

Bibliografische Information der Deutschen Bibliothek:
Die Deutsche Bibliothek verzeichnet diese Publikation in der Deutschen
Nationalbibliografie; detaillierte bibliografische Daten sind im Internet abrufbar
über: http://dnb.ddb.de

Inhaltsverzeichnis

Ein kurzer Überblick über diesen Ratgeber

Vorwort

Es ist doch einfach wunderbar, wenn man entdeckt, dass einem der Blick in den Spiegel jeden Tag ein neues Geschenk macht, wenn das eigene Spiegelbild von Tag zu Tag immer strahlender, immer besser aussieht. Und welch eine große Freude ist es doch, wenn man sich auch noch so fühlt. Einfach toll!

Vor allem wirkt dieses alltägliche kleine Wunder richtig aufbauend, wenn man bisher in seinem Leben immer nur unzufrieden, ja unglücklich, mit sich selbst war. Ich weiß, wovon ich hier schreibe, denn ich habe schließlich selbst eine Wandlung vom „sterbenden Schwan" in eine wahre Frohnatur durchgemacht. Vor fast zwanzig Jahren hat mich ein Arzt zum Krüppel gemacht. Und das mit wirklich verheerenden Folgen für mein ganzes Leben. Durch einen idiotischen Kunstfehler wurde mein gesamter Organismus derart zerstört, dass bei mir im wahrsten Sinne des Wortes nichts mehr funktionierte.

Darm, Leber, Herz, Nieren & Co quittierten langsam ihren Dienst, und niemand konnte mir helfen. Mein Immunsystem brach völlig zusammen, und ich war nur noch krank. Ich hatte sämtliche Krankheitssymptome, die man sich nur vorstellen kann. Angefangen mit Schwäche und totaler Kraftlosigkeit über dauernde Schmerzen bis hin zu wirklich hässlichen Hautentzündungen und extremen Haarausfall hat mein Körper wohl kein Krankheitssymptom mehr ausgelassen. Dazu kamen schwere Depressionen, der totale Verlust von Lebensfreude. Und dann musste ich mir von zahlreichen hilflosen Medizinern in meinem Elend auch noch immer wieder anhören, dass es keine Hilfe für mich gab. Ich war so schwer krank, dass ich langsam sterben sollte. Sterben? Ich war doch gerade mal Anfang Zwanzig! Ich wollte aber diese Welt noch nicht verlassen. Es gab doch noch so viel zu tun, so viel zu entdecken. So viel...

Weil kein Arzt mir helfen konnte, wurde ich selbst mein eigener Arzt. Ich lernte im Turbotempo - die Zeit lief mir ja schließlich davon - die Grundlagen der Medizin kennen, machte eine Ausbildung zur Heilpraktikerin. Nur für mich ganz alleine. Und so wurde ich letztlich

meine eigene Therapeutin. Mit verschiedenen Behandlungsmethoden zog ich mich zunächst erstmal aus meinem seelischen Tief heraus und rappelte mich wieder auf, um zu ganz neuen Ufern aufzubrechen. Über diese wunderbaren Methoden habe ich inzwischen ein Buch mit folgendem Titel veröffentlicht: *Ein neues Leben!*
Auch dieses Buch ist bei BoD erschienen.

Die eigentliche Behandlung meiner Organschäden und des Zusammenbruchs meines Immunsystems erfolgte schließlich aber über einen biologischen Behandlungsweg. Die zahlreichen Blutuntersuchungen bei den Ärzten gaben immer wieder ein katastrophales Blutbild wieder. Sämtliche Blutwerte lagen in Bereichen weit weg von gut und böse.

Ein Arzt sagte mir sogar einmal, dass ich mit diesen abnormen Blutwerten eigentlich schon längst tot sein müsste. Ein Zombie! Ich war also ein lebender Zombie! Aber dank der Biomedizin, so will ich diese Art der Heilkunde mal nennen, habe ich meine fatalen Blutwerte wieder zum Leben erweckt, und aus dem Zombie wurde bald wieder ein lebendiges Wesen. Ich bin fast sprichwörtlich von den Toten auferstanden, habe mich vollkommen regeneriert, rundum erneuert.

Nutzen auch Sie diese Biomedizin und regenerieren Sie sich. Werden Sie von Tag zu Tag vitaler, gesünder und sichtbar jünger! Freuen Sie sich jeden Morgen auf den Blick in Ihren Spiegel...

Viel Freude beim Lesen dieses Buches wünscht Ihnen

Vanessa Halen

Einleitung

Wenn es in der Medizin einen Bereich gibt, der inzwischen in Mode gekommen ist, dann ist es sicherlich das „Anti-Aging". Der Begriff bedeutet in etwa „gegen das Altern". In allen Medien wurde bereits gepriesen, dass man mit der richtigen Hormon- und Vitalstoffdosis sowie mit einer ausgewogenen Prise Sport sein wahres Alter gut und gerne rund 10 bis 15 Jahre zurückdrehen kann. Eine wunderbare Vorstellung. Der Traum von der ewigen Jugend...

Was kann Anti–Aging?

Man ist so jung wie man sich fühlt. Diesen Spruch kennen wir. Aber heute reicht es nicht mehr, sich jung zu fühlen. Man muss auch entsprechend aussehen. Knackig-frisch und vital, eben jung. Und da bietet sich das Anti-Aging, die Strategie gegen das Altern, geradezu an. Anti-Aging ist ein moderner Zweig der Medizin, der auf Vorbeugung statt Heilung setzt. Hier heißt es ganz einfach, mit allen Mitteln den typischen Zeichen der Alterung des Organismus vorzubeugen.

Spezielle Tests und Untersuchungen
Mittels spezieller Untersuchungen, beispielsweise mit dem sogenannten Age Scan, werden Seh-, Hör- und Reaktionsfähigkeit sowie Lungen- und Muskelfunktion, Gedächtnis und Tastsinn genau unter die Lupe genommen. Und umfangreiche Bluttests geben zusätzlich Informationen über den Zustand des Körpers. Hier wird gezielt nach Schwachstellen geahndet, um diese mit entsprechenden Mitteln und Methoden zu beheben.

Ersetzen was dem Körper fehlt
Je nach Befund werden Vitalstoffe und Hormone substituiert, muss die Ernährung umgestellt und ein spezielles Sportprogramm durchgeführt werden, um dadurch fit, vital und jung zu bleiben. Anti-Aging will mit entsprechenden Behandlungsmethoden typischen Alterserscheinungen rechtzeitig vorbeugen, bevor daraus ernsthafte Erkrankungen entstehen. Im Grunde ist dies jedoch keine neue Disziplin der Medizin. Denn Anti-Aging ist eigentlich nichts anderes als Gesundheitsvorsorge. Nur der Begriff „Anti-Aging" ist absolut modern.

Lebenssünden machen sich bemerkbar

Typische Lebenssünden wie Rauchen, Alkohol und übermäßiger Konsum von Genussmitteln und Fast Food hinterlassen auf Dauer ihre Spuren. Und wer rastet, der rostet. Das wissen wir alle. Dazu noch der Stress, und schon machen sich die ersten Warnzeichen bemerkbar. Haut, Haare und Nägel leiden sichtbar, die Figur geht langsam auseinander und das Nervenkostüm ist auch nicht mehr das beste. Jetzt wird es höchste Zeit etwas dagegen zu unternehmen.

Schönheit kommt von innen

Eine ausgewogene Ernährung mit allen wichtigen Vitalstoffen, eine harmonische Lebensweise mit genügend Schlaf und eine ordentliche Portion Humor versprechen uns ein langes und glückliches Leben bei voller Gesundheit und Schönheit. Doch leider sieht die Realität ganz anders aus. Stress und Hektik im Alltag. Fast Food. Ärger zu Hause und im Beruf. Und dann auch noch schlaflose Nächte. Auf Dauer raubt dieser belastende Zustand dem Körper die letzten Energiereserven. Und damit wichtige Vital-, Schutz- und Aufbaustoffe, die der Körper dringend benötigt, um sich nachhaltig zu regenerieren. Hier heißt es nun, ergänzen was dem Körper fehlt.

Vorsicht vor Wundermittelchen

Geschäftemacher haben längst die Situation erkannt und versuchen mit allen Mitteln ihre angeblichen Jungmacher unters Volk zu bringen. Ob wundersame Anti-Falten-Cremes oder Power-Pillen für die ewige Jugend - hier ist dringend Vorsicht angeraten. Oftmals verstecken sich hinter diesen Wundermittelchen nur wirkungslose Mixturen. Und noch viel schlimmer: manche Mittelchen enthalten sogar Wirkstoffe und Substanzen, die bei unsachgemäßem Gebrauch sogar toxisch, d. h. giftig, wirken können. Statt jung und schön, vergiftet und krank. Nein, Danke! Informieren Sie sich bitte lieber über mögliche Risiken und Nebenwirkungen, bevor Sie irgendeinen teuren Jugendpuscher verwenden. Ohne Information ist nämlich auch das beste Wundermittel sein Geld nicht wert.

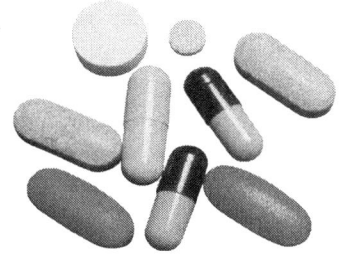

Viele Pillen halten längst nicht ihr Versprechen und schaden eher, als dass sie nutzen

BioAging mit Vitalstoffen

Beim Anti-Aging werden in speziellen Tests und Untersuchungen zahlreiche Parameter überprüft, um unter anderem so einem möglichen Mangel an Vitalstoffen auf die Schliche zu kommen. Durch eine gezielte Ernährungstherapie mit zusätzlichen Nahrungsergänzungsmitteln soll so der Vitalstoffmangel ausgeglichen und die allgemeinen Vitalfunktionen des Körpers in eine optimale Verfassung gebracht werden. Bei diesen Anti-Aging-Untersuchungen werden in der Regel aber auch die Hormonwerte im Blut bestimmt, um auch hier im Bedarfsfall mit Hormongaben ein Manko auszugleichen.

Allerdings sollte eine Hormontherapie grundsätzlich nur nach einer gründlichen Untersuchung durch einen erfahrenen Arzt in Erwägung gezogen werden. Hormone sind bei uns zu Recht verschreibungspflichtige Medikamente und keine frei verkäuflichen Beautypillen, die man eben mal so schluckt. Die Nebenwirkungen von Hormonpräparaten sind einfach viel zu groß und gefährlich, so dass eine Hormontherapie immer nur durch einen erfahrenen Endokrinologen, einem Hormonspezialist, kontrolliert durchgeführt werden soll. Aus diesem Grunde befasst sich das BioAging auch nicht mit solchen gefährlichen Substanzen, sondern nur mit natürlichen, biologisch hochwirksamen Vitalstoffen.

Was sind Vitalstoffe?

Vitalstoffe sind wichtige Bausteine, die unser Körper für seine vielfältigen Zell- und Organfunktionen benötigt. Einige dieser Vitalstoffe kann unser Körper selbst produzieren, die meisten muss er aber als natürliche Bestandteile der Nahrung aufnehmen.

Zu diesen Vitalstoffen zählen

- *Vitamine*
- *Mineralstoffe*
- *Spurenelemente*
- *bioaktive Pflanzenstoffe*

Zu wenig Vitalstoffe in der Nahrung

Obwohl das Nahrungsmittelangebot bei uns ausgesprochen reichhaltig und vielfältig ist, reicht eine ausgewogene und vollwertige Ernährung allein heute nicht mehr aus, um eine bedarfsgerechte und optimale Vitalstoffzufuhr zu sichern. Lebensmittelkontrollen zeigen eindeutig, dass sich die Qualität und der Vitalstoffgehalt vieler Nahrungsmittel in den letzten Jahren dramatisch verschlechtert haben. Mit einer starken Überdüngung hat die Landwirtschaft die Böden ausgelaugt. Aber auch der saure Regen wäscht wertvolle Nährstoffe für die Pflanzen aus dem Boden. Und durch Überzüchtung, Überdüngung und stark veränderte Lebensbedingungen sollen die Pflanzen immer schneller wachsen.

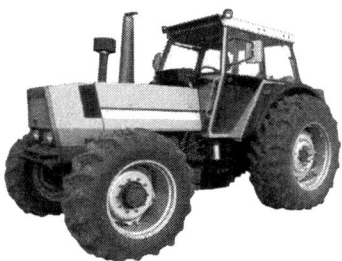

Landwirtschaft ist heute längst keine Handarbeit mehr

Gestörter Reifungsprozess

Zudem werden Früchte in den südlichen Ländern bereits in unreifem Zustand geerntet und einem künstlichen Nachreifungsprozess unterzogen. Gerade aber am Ende der natürlichen Reifungsphase bilden Pflanzen ihren Hauptanteil an Vitaminen, Mineralstoffen, Spurenelementen und bioaktiven Vitalstoffen. Durch die vorzeitige Ernte haben die Pflanzen keine Gelegenheit mehr, ausreichend Vitalstoffe herzustellen. Heute hat Brokkoli beispielsweise ein Drittel weniger Carotin und nur noch halb so viel Folsäure wie vor zehn Jahren. Und ein Apfel büßt aufgrund der modernen Landwirtschaft sogar bis zu 80% seines Vitamin-C-Gehaltes ein.

Keine Radikalenfänger

Selbst unser Brot ist längst nicht mehr das, was es einst einmal war. Unseren ausgelaugten Ackerböden fehlen wichtigen Spurenelemente, vor allem das lebenswichtige Selen. Dieses Selen fehlt schließlich auch im Getreide und damit im Brot. Selen ist aber ein wichtiges Spurenelement für den menschlichen Organismus. Es ist als Radikalenfänger für unser Immunsystem sehr wichtig. Mangelt es dem Organismus an solchen Radikalenfängern, auch Antioxidantien genannt, so wird er deutlich anfälliger für Krankheiten aller Art. Sogar

Krebs kann sich dadurch entwickeln, dass der Organismus mangels solcher Antioxidantien freie Radikale, das sind aggressive Sauerstoffverbindungen, nicht mehr neutralisieren kann.

Industrielle Verarbeitung von Lebensmitteln

Auch die industrielle Verarbeitung unserer Nahrungsmittel bekommt deren Vitalstoffgehalt gar nicht gut. Da wird gereinigt, gefiltert, gesiebt und raffiniert, bis den Nahrungsmitteln fast sämtliche Vitalstoffe entzogen werden. Dafür werden viele Lebensmittel gefärbt, aromatisiert und konserviert, um den schönen Schein zu wahren. Aber gerade die wichtigen Vitalstoffe bleiben bei solchen Verarbeitungsprozessen auf der Strecke. Und so kommt es, dass trotz der weit verbreiteten Überernährung unser Organismus zu wenig Vitalstoffe erhält. Hinzu kommt, dass ein Großteil unserer Ernährung sehr zucker- und fettreich ist, was eine optimale Vitalstoffverwertung bei der Verdauung stark behindert.

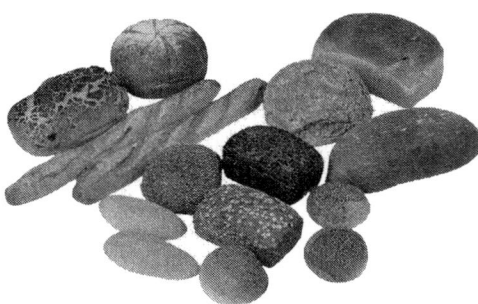

Selbst unser Brot ist längst nicht mehr das, was es einmal war. Durch Überdüngung und vielfältige Verarbeitungsprozesse enthält das Mehl heute wesentlich weniger Vitalstoffe als früher. Manche Brotsorten werden deshalb auch mit Vitalstoffen angereichert.

Vitalstoffmangel weit verbreitet

So kommt es schließlich, dass viele Menschen einen latenten Vitalstoffmangel haben, ohne es zunächst selbst zu bemerken. Erst wenn sich Symptome einer Erkrankung zeigen, stellen wir fest, dass unserem Körper etwas fehlt. Und in aller Regel sind das Vitalstoffe, die zur Gesunderhaltung unseres Körpers dringend notwendig sind. Eine Vitalstoffunterversorgung kann sowohl durch eine unzureichende Vitalstoffzufuhr über die Ernährung als auch durch einen zusätzlichen Vitalstoffbedarf durch beispielsweise Stress oder Krankheit verursacht werden. Deshalb sind Vitalstoffe in angemessener Dosierung eine sinnvolle Ergänzung unserer Ernährung. Sie sind ein wertvoller Beitrag zur Erhaltung von Wohlbefinden, Leistungsfähigkeit und Attraktivität.

Wie entsteht ein Vitalstoffmangel?

Verschiedene Faktoren und negative Gewohnheiten tragen dazu bei, dass unser Körper zu wenig Vitalstoffe bekommt. Zu diesen Faktoren gehören

- **Industrielle Nahrungsmittelproduktion:** Kunstdünger, Pestizide, Herbizide, Insektizide, Massentierhaltung usw.
- **Aufbereitete Lebensmittel:** Farb-, Aroma-, Duft- und Konservierungsstoffe, Zusatzstoffe, Bestrahlung usw.
- **Vitamineinbußen bei Lebensmitteln:** zu lange Transportwege, lange Lagerzeiten, bei der Zubereitung durch Schälen, Kochen oder Erhitzen
- **Einseitige Ernährung:** Diäten, Fasten, Kantinenessen, Fast Food mit zu wenig frischem Obst und Gemüse sowie Milch und Milchprodukten
- **Schlechte Ernährungsangewohnheiten:** zu viel Fett, Zucker und Alkohol

Wann brauchen wir zusätzliche Vitalstoffe?

Verschiedene Situationen fordern bzw. belasten unseren Organismus so sehr, dass dadurch der Vitalstoffbedarf deutlich steigt. Zu diesen Faktoren gehören

- **Stress:** beruflich und privat, Doppelbelastung Beruf und Haushalt, seelischer Stress usw.
- **Schlafmangel**
- **Leistungssport und schwere körperliche Arbeit**
- **Genussmittel:** Tabak, Alkohol, Kaffee, schwarzer Tee
- **akute und chronische Erkrankungen**
- **Schwangerschaft und Stillzeit**
- **Dauer-Arzneimittelgebrauch**
- **Fehl- und Mangelernährung im Alter**
- **negative Umwelteinflüsse:** UV-Strahlung, Ozon-Belastung, Abgase, Elektrosmog, diverse Umweltgifte, Dioxine, Formaldehyd (z.B. in Möbeln, Bodenbelägen, Kleidung), Benzol (z.B. in Farben, Lacken, Klebstoffen, Abgasen), Schwermetalle (z.B. Quecksilber, Blei, Cadmium).

Mangel macht krank

Die Folgen einer mangelnden Vitalstoffversorgung unseres Körpers liegen klar auf der Hand: erst machen sich typische Symptome wie Unpässlichkeit, Konzentrationsmangel oder Leistungsschwäche bemerkbar. Ohne Vitalstoffbehandlung können sich daraus über einen längeren Zeitraum so typische Zivilisationskrankheiten wie Herz-Kreislauf-Erkrankungen, Bluthochdruck, Diabetes mellitus, Gicht, Blutfettstörungen oder Leberleiden entwickeln. Das Ende vom Lied ist dann eine umfangreiche medizinische Behandlung mit chemischen Medikamenten, die allesamt ihre Nebenwirkungen haben.

Umweltbelastungen schädigen den Organismus

Hinzu kommen die negativen Umwelteinflüsse. Umweltbelastungen stellen ebenso eine große Gefahr für unsere Gesundheit dar. Gifte und Schadstoffe bilden im Organismus enorme Mengen sogenannter freier Radikale, die zu schweren Zellschäden führen können. Solche Schäden führen schließlich zur vorzeitigen Alterung des Organismus mit all seinen typischen - spür- und sichtbaren - Folgen: Haut, Haare, Nägel, Figur und der allgemeine Gesundheitszustand lassen zunehmend zu wünschen übrig.

Was sind freie Radikale?

Freie Radikale sind hochreaktive, besonders aggressive Sauerstoffmoleküle oder organische Verbindungen, die Sauerstoff enthalten. Diese aggressiven Moleküle sind Zwischenprodukte unseres Stoffwechsels, die ständig in jeder Zelle unseres Körpers entstehen. Freie Radikale sind äußerst bindungsfreudig, das heißt, dass sie sich gerne mit anderen Zellbestandteilen verbinden und diese dann aufgrund ihres Zerstörerpotentials vernichten. Deshalb nennt man freie Radikale auch „Zellkiller". Sie schädigen jedoch nicht nur Zellbestandteile wie Zellhüllen oder Zellorgane, sondern reagieren auch mit den Zellkernen und den darin enthaltenen Erbinformationen. Die geschädigten Erbinformationen bewirken schließlich extreme Störungen im gesamten Zellverbund. Viele chronische Krankheiten wie zum Beispiel die Arterienverkalkung, Herz-Kreislauf-Erkrankungen und Herz- sowie Hirninfarkt, aber auch Verschleißerkrankungen von Wirbelsäule und Gelenken und letztlich viele Krebserkrankungen gehen auf das Konto der freien Radikale.

Wie funktionieren Vitalstoffe?

Jede einzelne Zelle schützt sich mit einem eigenen Radikalfänger-System vor aggressiven Angreifern wie die freien Radikale. Dazu benötigen die Zellen bestimmte Substanzen, die antioxidativ wirksam sind. Zu diesen wichtigen Substanzen gehören die Vitalstoffe Beta-Carotin, eine Vorstufe des Vitamin A, Vitamin C und E sowie das Spurenelement Selen. Gemeinsam sind diese Vitalstoffe aufgrund ihrer antioxidativen Wirkung eine starke Truppe gegen die freien Radikale. Sie fangen die freien Radikale ein, bevor sie einen Schaden anrichten können. Normalerweise ist ein gesunder Körper auch in der Lage, die bei leichter Belastung entstehenden freien Radikale abzuwehren. Aber kaum ein Mensch lebt heute noch unter solch idealen Lebensbedingungen. Bereits ein einziger Zug aus einer Zigarette setzt hundertmal mehr freie Radikale frei, als wir natürlicherweise in den Zellen selbst besitzen. Hinzu kommen noch sämtliche Umweltbelastungen, die ebenfalls die Radikalenbelastung unseres Körpers enorm verstärken. Dies zeigt klar, wie wichtig es ist, unsere körperliche Abwehr mit zusätzlichen Vitalstoffen zu unterstützen.

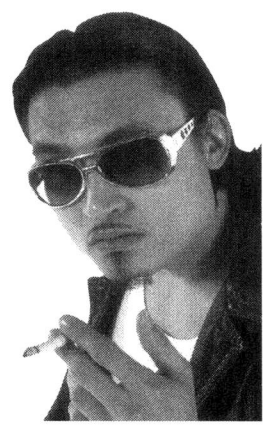

Rauchen mag zwar total cool sein, aber sicher ist dieses Laster nicht gesund!

Gemeinsam sind sie stark

Nicht nur die Vitalstoffe ACE plus Selen, sondern der gesamte Komplex aus sämtlichen Vitalstoffen hat wichtige Funktionen in unserem Körper. Jeder einzelne Vitalstoff ist wichtig für unsere Gesundheit, und alle gemeinsam in der richtigen Dosierung machen unseren Körper erst richtig stark. So haben zum Beispiel die Vitamine des B-Komplexes wichtige Funktionen im Immunsystem und im Stoffwechsel von Proteinen, Aminosäuren, Fetten und Kohlenhydraten. Sie steuern den Energie- und Baustoffwechsel der Zellen. Aber auch alle anderen Vitalstoffe, Vitamine, Mineralstoffe, Spurenelemente und bioaktiven Pflanzenstoffe haben wichtige Funktionen. Diese Funktionen werden im folgenden BioAging-Plan im einzelnen noch genauer erörtert.

Der BioAging–Plan

BioAging umfasst alle natürlichen Maßnahmen, mit denen unsere Alterungsprozesse verzögert, aufgehalten oder sogar rückgängig gemacht werden können. Die typischen Alterungsprozesse führen zu entsprechenden Alterserkrankungen, denen man aber gezielt vorbeugen kann. Der BioAging-Plan stellt ein individuelles Konzept dar, mit dessen Hilfe jeder seinen Gesundheitszustand und seine Lebensqualität optimieren kann. Dabei stehen folgende Maßnahmen im Vordergrund:

> • **Optimierung des eigenen Lebensstils:** Verbesserung des eigenen Umfelds, Stressabbau, körperliche und geistige Aktivitäten, Humor, ausgewogene Ernährung, Reduktion von Genussgiften usw. Jeder Mensch hat die Möglichkeit, seine Lebensumstände zu verbessern. Eine genaue Anleitung dazu finden Sie in meinem Buch „*Ein neues Leben!*"

> • **Vitalstoff-Ergänzung in optimaler Dosierung:** Vitamine, Mineralstoffe, Spurenelemente, bioaktive Pflanzenstoffe, um freie Radikale abzuwehren, die Leistungsfähigkeit zu steigern und die eigene Attraktivität zu verbessern

Anti-Aging ohne Hormone

Der BioAging-Plan beinhaltet jedoch ganz bewusst keine Behandlung mit künstlichen Hormonen. Eine solche Behandlung birgt extreme Risiken und Nebenwirkungen, weshalb diese im Bedarfsfall auch grundsätzlich nur von erfahrenen Endokrinologen durchgeführt werden soll. Allerdings gibt es eine Reihe von natürlichen Präparaten, die die eigene Hormonproduktion auf biologische Weise unterstützen. Diese Präparate werden in diesem Buch genauer vorgestellt. Mit Hilfe dieser Präparate und einer individuellen Vitalstoff-Ergänzung lässt sich die allgemeine Lebensqualität deutlich steigern.

Verschiedene Behandlungs-Säulen

Der BioAging-Plan ist ganz einfach aufgebaut. Anhand Ihres allgemeinen Gesundheitszustandes und der im BioAging-Plan genannten Indikationen der aufgeführten Vitalstoffe können Sie sich ganz einfach

Ihren persönlichen Behandlungsplan zusammenstellen. Der gesamte BioAging-Plan besteht aus folgenden Säulen:

- **Basis-Programm:** Grundversorgung mit Vitalstoffen

- **Aufbau-Programm:** individuelle Ergänzungen

- **Forty-Plus-Programm:** spezielle Ergänzungen ab 40 Jahren

- **Frauen-Plus:** spezielle Ergänzungen für die Frau

- **Männer-Plus:** spezielle Ergänzungen für den Mann

- **Pflege-Programm äußerlich:** optimale Pflege für die Haut

- **Ernährung:** die besten Anti-Aging-Lebensmittel

- **Specials:** Tipps und Tricks

- **Bewegung:** einfache Aktivitäten

Mit den besten Empfehlungen

Im BioAging-Plan werden nicht die einzelnen Vitalstoffe, sondern ganz bewusst fertige Vitalstoff-Präparate erörtert, die man problemlos freiverkäuflich überall in Deutschland erhalten kann. Dabei werden in diesem Buch gezielt die preisgünstigsten Vitalstoff-Präparate vorgestellt. Außerdem werden die besten Bezugsquellen genannt, von der Apotheke über die Drogerie bis hin zum Natur- und Pharma-Versandhandel. Alle vorgestellten Präparate und Bezugsquellen sind sorgfältig überprüft und ausreichend getestet, so dass diese als gute Empfehlung gelten.

So gehen Sie vor

Ihren ganz persönlichen BioAging-Plan können Sie sich ganz einfach selbst zusammenstellen. Lesen Sie dazu einfach die Informationen über die einzelnen Vitalstoff-Präparate durch und klären Sie anhand der Indikationsliste, ob dieses Präparat bei Ihnen angezeigt ist. Falls ja, dann setzen Sie dieses Präparat ganz einfach auf Ihre Einkaufsliste und besorgen Sie es sich bei einer der angegebenen Bezugsquellen. Schließlich verwenden Sie dieses Präparat wie auf der Packungsbeilage vorgegeben.

So viele Pillen auf einmal?

Sicher werden Sie feststellen, dass es mit einem einzigen Vitalstoff-Präparat nicht getan ist. Erstens wären dann die Pillen möglicherweise so groß wie Golfbälle. Und zweitens hat jeder Mensch seinen ganz persönlichen Vitalstoff-Bedarf, den er ganz individuell mit verschiedenen Präparaten decken soll. Bereits das BioAging-Basis-Programm besteht aus verschiedenen Präparaten, die die Grundversorgung mit Vitalstoffen bei allen Anwendern sicher stellen. Bei vorschriftsmäßiger Einnahme dieser Präparate besteht keine Gefahr der Überdosierung mit entsprechenden Nebenwirkungen. Bei akuten oder chronischen Erkrankungen, bei Allergien und/oder wenn Sie dauernd Medikamente einnehmen, sollten Sie auf jeden Fall mögliche Wechselwirkungen mit Ihrem Arzt oder Apotheker absprechen oder zumindest den Medikamenten-Beipackzettel sorgfältig lesen.

Jetzt geht es los

Wenn Sie gesund sind und aus medizinischer Sicht keine Einwände gegen eine Vitalstoff-Ergänzung sprechen, dann dürfen Sie jetzt loslegen. Nehmen Sie einfach einen Stift zur Hand, lesen Sie die Informationen zu den Vitalstoff-Präparaten durch und kreuzen Sie im Bedarfsfalle Ihr persönliches Präparat im Kästchen vor dem Präparate-Namen an. Zum guten Schluss wissen Sie dann, welche Vitalstoff-Präparate bei Ihnen angezeigt sind.

Das Basis-Programm

Das BioAging-Basis-Programm umfasst verschiedene Präparate, die die Grundversorgung mit Vitalstoffen bei einem gesunden Erwachsenen sicherstellen. Eigentlich wäre es in diesem Falle mit einem herkömmlichen Multi-Vitamin-Komplex getan. Aber in den Standard-Präparaten sind die Vitalstoffe so gering dosiert, dass selbst ein gesunder Mensch im heutigen Alltag noch gewisse Extras benötigt, um seine Vitalstoff-Versorgung zu optimieren. Dazu gehören zum Beispiel die Vitamine C und E, aber auch Carotin und das Spurenelement Selen. Zusammen in der richtigen Dosierung sind diese Vitalstoffe ein starkes Gespann im Kampf gegen die aggressiven freien Radikale, die unseren Organismus auch im normalen Alltag schon deutlich belasten. Das Basis-Programm ist also bereits bei allen Erwachsen, die etwas mehr für sich tun möchten, indiziert.

Das VESA–System

Das VESA-System basiert auf wissenschaftlich und medizinisch gesicherten Erkenntnissen. Mit diesem System werden Sie ganz einfach selbst zum Experten Ihrer eigenen Gesundheit. Sie können mit dem VESA-System selbst entscheiden, mit welchen in diesem Ratgeber empfohlenen Vitalstoff-Präparaten Sie Ihre Gesundheit und Ihre Lebensqualität verbessern möchten. In den jeweiligen Einzelbeschreibungen der Vitalstoff-Präparate erfahren Sie detailliert, wann und wie Sie diese für sich selbst optimal einsetzen können.

• *V* wie Vorbeugung:

Alle empfohlenen Vitalstoff-Präparate eigenen sich zur Vorbeugung von bestimmten Krankheiten und Beschwerden. Welche Krankheiten und Beschwerden das sind und ob diese Präparate zu Ihnen passen, erfahren Sie In den Beschreibungen und Indikationen dieser Produkte. Wählen Sie einfach die passenden Vitalstoff-Präparate für sich aus.

• *E* wie Erkrankung:

Wenn Sie bei bereits bestehenden Erkrankungen Ihr Wohlbefinden stabilisieren möchten, dann helfen Ihnen die Präparate mit den entsprechenden Indikationen. Grundsätzlich sollten Sie eine Selbstmedikation aber mit Ihrem Arzt absprechen.

• *S* wie Stärkung:

Mit welchen Mitteln Sie optimal Ihre Abwehrkräfte und Ihre Leistungsfähigkeit steigern können, erfahren Sie ebenfalls in den jeweiligen Indikationen der empfohlenen Präparate.

• *A* wie Anti–Aging:

Fast alle in diesem Ratgeber empfohlenen Vitalstoff-Präparate sind ausgesprochene Anti-Aging-Mittel. Wie Sie diese am besten kombinieren und anwenden, erfahren Sie in den dazugehörigen Beschreibungen, Indikationen und Einnahmeempfehlungen.

☐ *Multi–Vital–Komplex A–Z*

Die Multi-Vitalstoff-Präparate A-Z gibt es inzwischen von zahlreichen Herstellern. Im Grunde sind jedoch alle A-Z-Präparate gleichartig zusammengesetzt, so dass man getrost das preiswerteste Präparat kaufen kann. Diese A-Z-Komplexe enthalten eine Mischung lebenswichtiger Vitamine, Mineralstoffe und Spurenelemente. A-Z-Komplexe stellen alle wichtigen Vitalstoffe in einer angemessenen Basisdosierung zur Verfügung und beugen damit wirksam zahlreichen Erkrankungen vor, die durch Nährstoffmangel begünstigt werden.

Moderner Lebensstil
Der moderne Lebensstil mit einer ungesunden Ernährungsweise, Fast Food, Stress, Bewegungsmangel, Rauchen und anderen Genussgiften führt oft zu einem Defizit an wichtigen Nährstoffen und fördert die Entstehung chronischer Krankheiten. Vor allem mit zunehmendem Alter lässt die Nährstoffverwertung unseres Körpers nach, wodurch der Vitalstoff-Bedarf steigt.

Vitamine
Vitamine sind lebenswichtige Substanzen, die unser Organismus nicht selbst herstellen kann. Ausnahmen: Vitamin K und Folsäure. Deshalb müssen Vitamine mit der Nahrung zugeführt werden. Normalerweise sind aber die Mengen, die unser Körper für eine störungsfreie Stoffwechselfunktion benötigt, sehr gering. A-Z-Präparate enthalten die Vitamine A, B-Komplex, C, D und E. Vitamin A ist für eine ungestörte Sehkraft, für das Wachstum und den Aufbau der Haut und Schleimhäute sowie für Sexual- und Abwehrfunktionen von großer Bedeutung. Der Vitamin-B-Komplex ist für viele lebenswichtige Organfunktionen und Stoffwechselprozesse sehr wichtig. Die Einnahme von Vitamin-B-Komplex kann Krankheiten vorbeugen und bestimmte Erkrankungen günstig beeinflussen. Vitamin C und E spielen gemeinsam mit Beta-Carotin und dem Spurenelement Selen eine große Rolle bei der Abwehr von freien Radikalen. Vitamin D beeinflusst den Calcium- und Phosphatstoffwechsel und ist wichtiger Bestandteil den Knochenstoffwechsels.
Die Bedeutung der einzelnen Vitamine, Mineralstoffe und Spurenelemente beim BioAging wird noch in späteren Beschreibungen zu Einzelstoff-Präparaten genauer erörtert.

Mineralstoffe

Eine ausreichende Menge von lebenswichtigen Mineralstoffen erhält unser Körper normalerweise durch die Nahrung. Allerdings werden Mineralstoffe in größeren Mengen benötigt, weshalb man sie auch Mengenelemente nennt. Mineralstoffe sind wichtig für den Knochenaufbau, die Regulierung des Salz- und Wasserhaushalts sowie für die Nerven-, Muskel- und Blutgerinnungsfunktion. A-Z-Präparate enthalten in der Regel die Mineralstoffe Calcium, Natrium, Chlorid und Phosphor.

Spurenelemente

Substanzen, die in unserem Körper nur in Spuren vorkommen, werden auch Spurenelemente genannt. Viele dieser Spurenelemente sind lebenswichtig. Diese Stoffe braucht unser Organismus, damit für die Körperfunktionen wichtige Substanzen wie Hormone und Enzyme aktiviert werden können. A-Z-Komplexe enthalten meist Chrom, Eisen, Jod, Kupfer, Magnesium, Mangan, Molybdän, Zink und Selen in sinnvoller Dosierung. Chrom und Zink sind wichtig für den Zuckerstoffwechsel, Molybdän für den Eiweißstoffwechsel, Eisen und Kupfer für die Blutbildung, Jod für die Schilddrüse, Mangan und Selen für die Abwehrfunktion.

Indikation:

Allgemein zur Vorbeugung degenerativer Erkrankungen im Alter. Vorbeugend gegen Herz-Kreislauf-Störungen und Krebserkrankungen. Bei Verdauungsstörungen, in der Schwangerschaft, Stillzeit und in den Wechseljahren. Bei Nährstoffmangel und Abwehrschwäche. Im Hochleistungssport. Stressbelastung. Raucher. Anti-Aging.

Einnahmehinweis:

Als Basis-Präparat genügt in der Regel 1 Tablette bzw. Kapsel täglich, am besten morgens. Bitte beachten Sie die Hinweise auf der jeweiligen Packung.

Bezugsquellen:

dm-Drogeriemarkt (Eigenmarke und diverse Hersteller), Schlecker Drogeriemarkt (Eigenmarke und diverse Hersteller), diverse Diskonter bieten Eigenmarken an (z.B. Aldi, Lidl etc.)

☐ ACE plus Selen

Ständig werden wir von besonders aggressiven instabilen Sauerstoff-molekülen, sogenannten freien Radikalen, attackiert, was zu oxidativem Stress führt. Diese hochaggressiven Moleküle zerstören unsere Zellen und beschleunigen dadurch unseren Alterungsprozess. Außerdem können diese freien Radikale unsere Zellen zu Krebszellen verändern, wodurch sich unsere Erkrankungsgefahr extrem erhöht. Besonders stark ausgesetzt sind wir den freien Radikalen beispielsweise durch übermäßigen Stress, intensive Sonneneinstrahlung, starke körperliche Belastung, Zigarettenkonsum und durch die allgemeine Umweltverschmutzung.

Vitalstoffe als Schutz vor freien Radikalen
Diesen Angriff der freien Radikale auf unsere Zellen kann man mit Antioxidantien, auch Radikalfänger genannt, abwehren. Besonders effektiv im Kampf gegen die freien Radikale wirken die Vitamine A (speziell das Beta-Carotin als Vorstufe des Vitamin A), C, E und das Spurenelement Selen in sinnvoller Kombination. Diese Vitalstoff-kombination entschärft die freien Radikale, indem sie diese abfängt, zu ungefährlichen Molekülen umwandelt und dadurch Schäden an unserem Erbgut (DNA) vermindert. Antioxidantien erhöhen die Funktionsfähigkeit und Abwehrbereitschaft des Immunsystems gegenüber dem oxidativen Stress und beugen dadurch Arteriosklerose vor und stärken unsere Gesundheit. Zudem verzögern sie das Altern unserer Mitochondrien, das sind die Energie-Kraftwerke unserer Zellen.

Regelmäßige Einnahme erforderlich
Bei der Bekämpfung freier Radikale werden die Antioxidantien allerdings im Körper aufgebraucht. Lange bevor körperliche Schäden festgestellt werden, treten die ersten psychischen Beschwerden auf: die Leistungsfähigkeit sinkt, Merk- und Denkfähigkeit lassen nach, Müdigkeit und Appetitlosigkeit greifen um sich - und alles, weil wichtige Vitalstoffe fehlen. Zur Erhaltung der Gesundheit und zum Schutz vor Krankheiten ist daher die regelmäßige Zufuhr wohldosierter zell-schützender Antioxidantien von außen dringend notwendig. Um so mehr, da es inzwischen als gesichert gilt, dass freie Radikale bei Krebs, Herz- und Gefäßerkrankungen als Mitverursacher eine Rolle spielen. Sinnvoll ist die Kombination der Antioxidantien ACE plus Selen, da

sie sich bei ihrer antioxidativen Arbeit hervorragend ergänzen. Während Vitamin C vor allem im Zellkern wirkt, fangen Vitamin E und Beta-Carotin die freien Radikale im Bereich der Zellmembran ab und vernichten sie. Zusammen mit dem immunstabilisierenden Selen bilden sie ein wirklich starkes Team.

Indikation:
Steigerung der Abwehr von freien Radikalen, die durch intensive Sonneneinstrahlung, Ozon, Smog, Rauchen, Leistungssport und Stress besonders verstärkt in unserem Organismus entstehen. Allgemein zur Vorbeugung degenerativer Erkrankungen im Alter. Vorbeugend gegen Herz-Kreislauf-Störungen und Krebserkrankungen. Bei Nährstoffmangel und Abwehrschwäche. Anti-Aging.

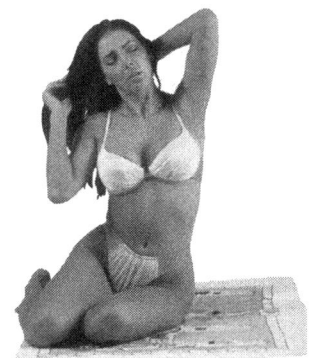

Ein ausgedehntes Sonnenbad beansprucht besonders die Abwehrmechanismen der Haut

Einnahmehinweis:
In der Regel genügt 1 Kapsel täglich, am besten morgens. Bitte beachten Sie die Hinweise auf der jeweiligen Packung. Bei extremen Dauerbelastungen kann man nachmittags noch eine weitere Kapsel einnehmen, bis sich die Belastung wieder reduziert hat. Jedoch sollte man dies nicht länger als 2-3 Wochen ohne Rücksprache mit seinem Arzt tun, da Selen bei langfristiger Hochdosierung möglicherweise zu Nebenwirkungen führen kann. Die optimale Dauerdosis von Selen für einen Erwachsenen liegt bei etwa 100-150 µg (Mikrogramm) Selen täglich. Achten Sie einfach auf die Gesamtdosis in Ihrem persönlichen BioAging-Komplex. Addieren Sie einfach die Selen-Dosierungen aus Ihren ausgewählten Vitalstoff-Präparaten: zum Beispiel 50 µg Selen aus dem Multi-Präparat A-Z zuzüglich 50 µg Selen aus ACE plus Selen ergeben insgesamt 100 µg - was auf jeden Fall im optimalen Bereich liegt.

Bezugsquellen:
dm-Drogeriemarkt (Eigenmarke und diverse Hersteller), Schlecker Drogeriemarkt (diverse Hersteller), Asco-Pharm (die vollständige Anschrift finden Sie im Bezugsquellen-Nachweis dieses Ratgebers).

☐ *Vitamin C Depot plus Zink*

Die überragende Bedeutung des Vitamin C für die Gesundheit des Menschen ist heute unumstritten und durch zahlreiche wissenschaftliche Studien nachgewiesen. Vitamin C unterstützt das Nervensystem, die Abwehrfunktionen, den Fettstoffwechsel, die Hormon- und Enzymaktivierung, die Kollagenbildung im Bindegewebe und die Verdauung. Vitamin C schützt vor zellschädigenden körpereigenen Stoffwechselprodukten, vor Eiweißverzuckerung in den Blutgefäßen, übermäßiger Blutfettbildung und vor Belastungen durch Umwelt- und Nahrungsschadstoffe wie Schwermetalle, Nitrosamine oder Pestizidrückstände. Die regelmäßige Nahrungsergänzung mit Vitamin C ist eine der besten Maßnahmen, um bis ins hohe Lebensalter gesund und leistungsfähig zu bleiben.

Zahlreiche Wirkungen

Vitamin C ist einer der wichtigsten Anti-Stress-Vitalstoffe und wird in unserem Körper leistungsabhängig verbraucht. Deshalb muss dieses Vitamin stets in ausreichender Menge von außen zugeführt werden.

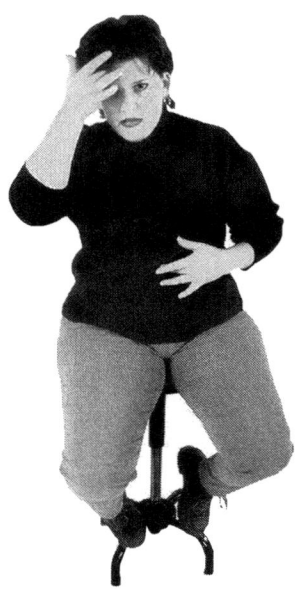

Außerdem ist Vitamin C als Kofaktor an der Aktivierung von verschiedenen lebenswichtigen Enzymen beteiligt. Ein Vitamin-C-Mangel führt aus diesem Grunde zu einer Störung wichtiger Zellfunktionen:

• **Zellschutz**: Vitamin C, auch als Ascorbinsäure bekannt, neutralisiert als hochwirksames Antioxidans die durch oxidative Vorgänge im Körper anfallenden schädlichen Stoffwechselprodukte, die freien Radikale. Besonders Raucher haben einen durch oxidativen Stress bedingten deutlich erhöhten Bedarf an Vitamin C.

• **Immunsystem**: Vitamin C stärkt das Immunsystem, beschleunigt dadurch den Heilungsprozess und unterstützt besonders wirksam die Infektabwehr.

Stress im Beruf und privat verbraucht besonders viele Vitalstoffe

• **Hormonaktivierung**: Vitamin C aktiviert zahlreiche Hormone, insbesondere die Bildung von Nebennierenhormonen, die zur Stressbewältigung benötigt werden. Zudem werden auch wichtige Hormone des zentralen Nervensystems günstig beeinflusst, die zum Beispiel den Menstruationszyklus, das Wachstum, die Knochenbildung und die Stressbewältigung steuern.

• **Bindegewebe**: Vitamin C ist für die Kollagenbiosynthese von großer Bedeutung und fördert damit ein straffes Bindegewebe und stabilisiert die Gefäßwände. Es unterstützt die Gewebe- und Knorpelbildung.

• **Fettstoffwechsel**: Vitamin C ist an der Carnitin-Synthese beteiligt und beeinflusst damit die Cholesterin- und Energiebildung durch Fettverbrennung sehr günstig. Das schlechte LDL-Cholesterin sinkt im Blut ab, während das gute HDL-Cholesterin steigt.

• **Gefäßerkrankungen**: Vitamin C beugt Gefäßschäden vor, die vor allem bei Diabetes und mit fortschreitender Alterung und durch freie Radikale entstehen.

• **Entgiftung**: Vitamin C fördert die Entgiftung von krebserregenden Substanzen wie Nitrosamine oder Schwermetalle, leberschädigenden Stoffen, Bakteriengiften und unterstützt den Abbau von Alkohol.

• **Nervensystem**: Vitamin C wird für den Aufbau von Botenstoffen des Nervensystems, der sogenannten Neurotransmitter, benötigt und stärkt damit auch die Nervenfunktion.

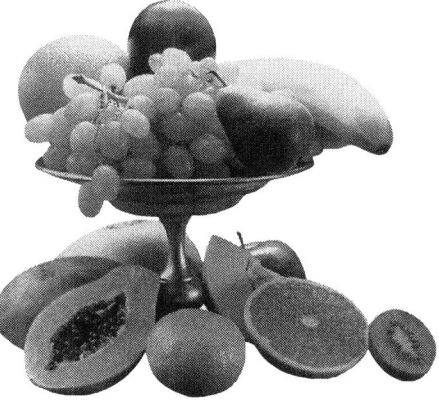

• **Allergien**: Das Vitamin C senkt den bei allergischen Erkrankungen deutlich erhöhten Histamingehalt im Blut und mildert damit die allergischen Reaktionen.

Frisches Obst und Gemüse ist grundsätzlich sehr gesund. Aber bei starker Belastung, bei bestimmten Beschwerden und Erkrankungen ist der Bedarf an Vitalstoffen deutlich erhöht.

27

Zink als starke Ergänzung

Das Spurenelement Zink ist eine optimale Ergänzung zu Vitamin C, weil es dessen positiven Wirkungen deutlich erhöht. Zink selbst ist als Enzymaktivator besonders wichtig für eine gesunde Funktion von Haut und Bindegewebe und kräftigt zudem den Haarwuchs. Zink hat eine heilende Wirkung und ist am Umbau von Fettsäuren zu antientzündlichen Gewebehormonen, den Prostaglandinen, beteiligt.

Bewährt in der Medizin
Durch starkes Schwitzen, durch Hautverbrennungen oder auch durch das verstärkte Ausscheiden des zinkhaltigen Enzyms, das zum Abbau von Alkohol benötigt wird, entstehen Zinkverluste im Körper. In der Medizin hat Zink sich bei einer Reihe von Hauterkrankungen bewährt. Besonders bei der entzündlichen Akne erreicht man mit Zink gute Behandlungserfolge. Auch die Wundheilung bei schweren Beingeschwüren wird durch Zinkeinnahme sehr günstig beeinflusst. Außerdem wird Zink bei Immunschwäche, bei Potenzstörungen und zur begleitenden Behandlung bei Diabetes mellitus eingesetzt.

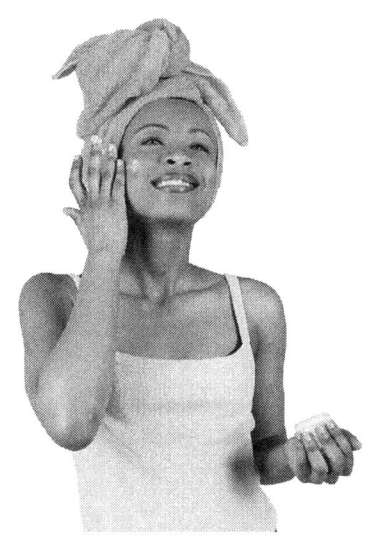

Nicht nur eine wirksame Pflege von außen, sondern auch eine optimale Zufuhr von Vitalstoffen über die Ernährung ist für die Schönheit von größter Bedeutung

Gut für die Schönheit
Die Kombination von Zink und Vitamin C aktiviert wichtige Enzyme, die Eiweißbausteine zu Kollagen- und Elastinfasern verknüpfen, was für eine straffe Haut sorgt. Außerdem ist Zink selbst ein hochpotenter Immunschutzfaktor, der durch die gleichzeitige Verabreichung von Vitamin C noch enorm gesteigert wird. Zink wird inzwischen von vielen Ärzten bei Immunschwäche verordnet. Und Dermatologen empfehlen eine Nahrungsergänzung mit Zink bei Erkrankungen an Haut, Haaren und Nägeln. Dazu gehören in erster Linie Akne, Haarausfall und Nagelveränderungen.

Indikation:
Körperlich-seelischer Stress, Infektionskrankheiten, zur Stärkung des Immunsystems, bei Erschöpfungszuständen, Asthma, Allergien, chronischen Krankheiten, Diabetes mellitus, Umweltbelastung, zur Vorbeugung von Gefäßerkrankungen, Krebs und Altersbeschwerden, Veränderungen an Haut, Haaren und Nägeln, Haarausfall, Anti-Aging.

Einnahmehinweis:
Die meisten Depot-Kapseln im Handel enthalten etwa 225 bis 300 mg Vitamin C und 5 mg Zink. Bitte beachten Sie auch den Packungshinweis. Durch den schichtförmigen Aufbau der sogenannten Zeitperlen wird das enthaltene Vitamin C kontinuierlich über etwa 8 Stunden freigesetzt. Wer seinen Vitamin C-Bedarf also optimal über 24 Stunden decken möchte, der sollte alle 8 Stunden eine Kapsel einnehmen. Am besten morgens zum Frühstück die erste Kapsel, die zweite nachmittags und die letzte direkt vor dem Schlafengehen.

Der Extra-Effekt
Die Einnahme vor dem Zubettgehen hat den großen Vorteil, dass sich der Körper im Schlaf besonders intensiv regeneriert und dazu das Vitamin C plus Zink bestens verarbeitet werden kann. Den positiven Effekt dieser Nachteinnahme werden Sie schon sehr bald spüren und auch sehen: Sie fühlen sich morgens wesentlich ausgeruhter und sehen schließlich auch so aus. Probieren Sie es unbedingt aus!

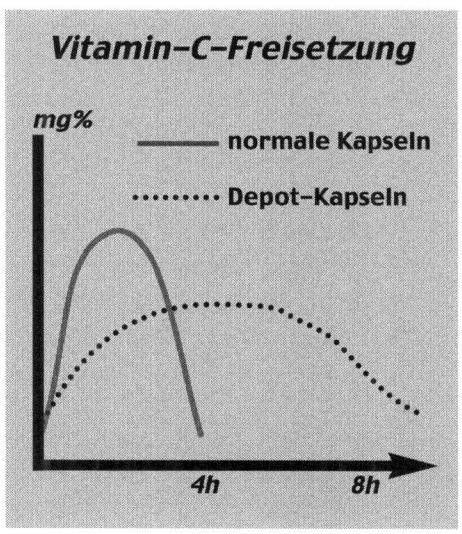

Bezugsquellen:
dm-Drogeriemarkt (Eigenmarke und diverse Hersteller), Schlecker Drogeriemarkt (diverse Hersteller), Asco-Pharm, diverse Diskonter (z.B. Lidl, Penny, Aldi).

Das Aufbau-Programm

Das Aufbau-Programm ist ein sehr individuelles Vitalstoff-Programm, welches in Ergänzung zum Basis-Programm zusätzlich zur Anwendung kommt. Viele Menschen, besonders im Alter über 40 Jahren, können sich kaum vorstellen, wie gesund es sich mit einer optimalen Nahrungsergänzung leben kann. Zunehmendes Alter und gewisse Lebensumstände führen nämlich dazu, dass unser Körper immer mehr Vitalstoffe benötigt, die er aber über die Ernährung alleine nicht mehr erhält. Selbst wenn Sie sich sehr ausgewogen und gesund ernähren, wird sich mit zunehmendem Alter ein Vitalstoffmangel mit den entsprechenden Auswirkungen auf die Gesundheit einstellen.

Gesunde Ernährung alleine reicht nicht

Obwohl unsere Lebensdauer statistisch in der Vergangenheit deutlich gestiegen ist, hat sich die Zeitspanne, in der wir fit, vital und gesund sind, nicht verlängert. Typische Zivilisationskrankheiten, die durch eine Fehlernährung verursacht oder begünstigt werden, nehmen seit Jahren alarmierend zu und schmälern unsere Lebensqualität. Herzinfarkt, Schlaganfall, Bluthochdruck, Arteriosklerose, Rheuma, Diabetes, Allergien, Magen-Darmerkrankungen sind typische Krankheitsbilder der westlichen Industriegesellschaft, an denen wir heute leiden bzw. frühzeitig sterben.

Es geht auch anders

Diese Zustände müssen Sie allerdings keineswegs als unvermeidbar hinnehmen. Mit einer gesunden Ernährung und einer individuell angepassten Vitalstoff-Ergänzung kann man solchen Erkrankungen sehr effektiv vorbeugen. Die Einnahme der richtigen Vitalstoffe in der richtigen Dosierung und zusätzlich einige wichtige Maßnahmen zur Harmonisierung der eigenen Lebensweise, z.B. Ausgleichssport, können Ihr Leben nicht nur verlängern, sondern Ihre Lebensqualität insgesamt deutlich erhöhen. So können Sie die Zeit des Wohlbefindens um zwanzig bis dreißg Jahre verlängern und bis ins hohe Lebensalter fit und vital bleiben.

Eimerweise Obst und Gemüse?

Um den persönlichen Vitastoffbedarf zu decken, um unsere Gesundheit optimal zu erhalten, müssten wir täglich eimerweise Obst und

Gemüse essen. Das zeigt, dass eine optimale Vitalstoffzuführung über die Ernährung alleine nicht möglich ist. Um die Vitalstoffe zu erhalten, die wir brauchen, um bei bestmöglicher Gesundheit zu bleiben, müssen wir zusätzlich Ergänzungspräparate einnehmen. Wenn unser Körper diese zusätzlichen Vitalstoffgaben nicht bekommt, dann schleichen sich auf Dauer eben typische Altersbeschwerden ein, die mit der Zeit zu Krankheiten ausarten können.

Woher bekommen wir diese fehlenden Vitalstoffe?
Durch qualitativ hochwertige Nahrungsergänzungsmittel können wir Mängel sehr effektiv vermeiden oder beheben und unsere allgemeine Lebensqualität deutlich steigern. Das funktioniert sogar so gut, dass sich durch eine optimale Vitalstoff-Ergänzung selbst schwere Erkrankungen vermeiden lassen. Die orthomolekulare Medizin behandelt sogar mit hohen Vitalstoffdosierungen erfolgreich Krankheiten. In den USA ist eine Vitalstoff-Ergänzung inzwischen Standard. Fast jeder zweite USA-Bürger nimmt zusätzlich Vitalstoffe ein. Als Bestätigung der Vitalstoff-Medizin wertet man den Rückgang der Zahl der Herzinfarkte in den USA: in den letzten Jahren sank in den USA die Herzinfarktrate um stolze 50% - ein toller Vitalstoff-Erfolg!

Vorbeugen statt heilen
Im Gegensatz zu Arzneimitteln, die in ihrer Zusammensetzung Fremdstoffe für unseren Körper darstellen, sind Vitalstoffe natürliche Substanzen, die unser Körper als „körpereigen" behandelt. Deswegen birgt eine optimal dosierte Vitalstoff-Therapie im Gegensatz zu chemischen Arzneien keine oder nur wenige Nebenwirkungen. Hinzu kommt, dass körperfremde Arzneistoffe zwar Symptome wie zum Beispiel zu hohen Blutdruck lindern können, das Übel jedoch nicht an der Ursache packen. Mit Vitalstoffen werden Fehl- und Mangelernährungen ausgeglichen und damit die Ursachen zahlreicher Erkrankungen behoben. Während Sie mit dem Basis-Programm Ihren Grundbedarf an Vitalstoffen sicherstellen, können Sie mit dem Aufbau-Programm Ihren Vitalstoffbedarf individuell optimieren. Nehmen Sie einfach zusätzlich die Vitalstoff-Präparate ein, die laut Indikation optimal zu Ihnen passen. Alle wichtigen Informationen dazu erfahren Sie in den jeweiligen Beschreibungen der einzelnen Fertigpräparate.

☐ *Vitamin E 400 i.E.*

Natürliches Vitamin E schützt den Körper wie Vitamin C wirksam vor zellschädlichen Radikalen. Zusätzlich beeinflusst Vitamin E, auch Tocopherol genannt, den Fettstoffwechsel günstig. Das Vitamin wirkt

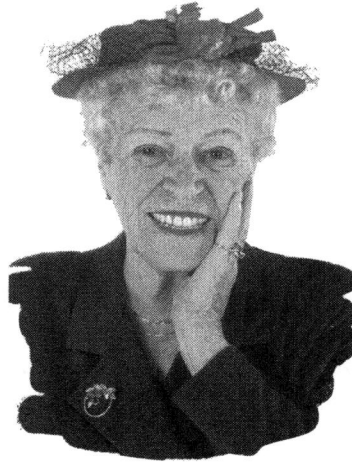

vorbeugend gegen Arteriosklerose sowie gegen Herz-Kreislauf- und Krebserkrankungen. Zudem schützt es vor degenerativen Erkrankungen bei fortschreitendem Lebensalter. Eine regelmäßige Nahrungsergänzung mit Vitamin E in der richtigen Dosierung ist somit eine gute Vorsorgemaßnahme, um bis ins hohe Alter fit, vital und leistungsfähig zu bleiben.

Fit, vital und leistungsfähig bis ins hohe Alter – Vitamin E hilft Ihnen dabei

Vitamin E im Stoffwechsel

Als fettlösliches Vitamin wird Tocopherol hauptsächlich in Fett- und Muskelgewebe gespeichert. Die höchsten Vitamin-E-Konzentrationen befinden sich in der Hirnanhangs-

drüse, in den Nebennieren und in denHoden. Neueste Studien zeigen, dass Vitamin E gegen schädliche Stoffwechselprodukte, den freien Radikalen, im Körper sehr wirksam ist. Gemeinsam mit Vitamin C, Carotin und dem Spurenelement Selen ist Vitamin E ein hochwirksamer Radikalenfänger und schützt somit vor Zellschäden und Erkrankungen, die durch eine starke Radikalenbelastung verursacht oder begünstigt werden.

Vitamin E Neutralisiert freie Radikale

Als hochwirksamer Radikalenfänger ist Vitamin E gleichzeitig einer der wichtigsten Anti-Stress-Wirkstoffe überhaupt. Das Vitamin neutralisiert die durch oxidative Vorgänge bei Stress im Körper entstehenden Stoffwechselprodukte sowie zahlreiche andere Toxine.

Anti-Aging-Powerstoff

Vitamin E verlangsamt gemeinsam mit Vitamin C, Carotin und Selen den Alterungsprozess, stabilisiert die körperliche Leistungsfähigkeit und verhindert eine vorzeitige Alterung. Zudem verhindert Vitamin E die Entstehung von sogenannten Stoffwechselschlacken beim Fettstoffwechsel und schützt vor Giftstoffen wie Schwermetallen (Blei, Quecksilber), krebserregenden Substanzen (zum Beispiel Benzene, Stickoxide, Ozon) sowie vor Umweltschadstoffen und Verbrennungsprodukten (Nitrosamine), die beim Rauchen oder beim Braten von Fleisch anfallen.

Optimale Krebsvorbeugung

Zahlreiche Studien haben bisher die vorbeugende Wirkung von Vitamin E gegen Krebserkrankungen bestätigt. Dazu zählen in erster Linie Haut-, Mund-, Darm- und Brustkrebs. Aber auch bei bereits bestehenden Krebserkrankungen erweist sich eine zusätzliche Einnahme von hochdosiertem Vitamin E als äußerst hilfreich. Zudem verbessert Vitamin E die Wirksamkeit einer Strahlentherapie und schützt in vielen Fällen vor den schweren Nebenwirkungen einer Chemotherapie.

Guter Herz-Kreislauf-Schutz

Viele Untersuchungen zeigen, dass Vitamin E einen wirksamen Beitrag zur Vorbeugung oder zur Linderung von Herz-Kreislauf-Beschwerden leisten kann. Vitamin E verbessert die Fließeigenschaften des Blutes und damit die Durchblutung in den Extremitäten, in Armen und Beinen. Besonders arterielle Durchblutungsstörungen profitieren von einer hochdosierten

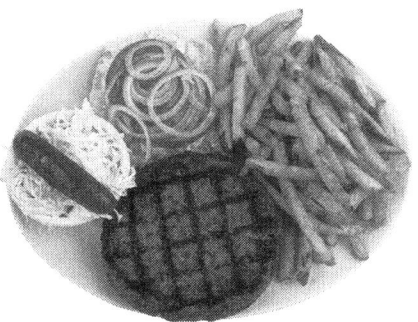

Eine unvernünftige Ernährungsweise mit Fast Food und ungesunden Fetten kann selbst die höchste Vitamin–E–Dosis nicht ausgleichen!

Vitamin-E-Gabe. Schmerzen und Gehbeschwerden, vor allem beim intermittierenden Hinken, können dadurch deutlich gebessert werden. Große Studien geben deutliche Hinweise darauf, dass Vitamin E den Fettstoffwechsel, vor allem die Werte von HDL- und LDL-Cholesterin, günstig beeinflusst. Durch eine regelmäßige hochdosierte Vitamin-E-Zufuhr kann schließlich auch Herzkrankheiten wirksam vorgebeugt werden.

Kraft für das Immunsystem

Eine hochdosierte Vitamin-E-Einnahme kann aufgrund der antioxidativen Wirkung das Immunsystem deutlich stärken. Vor allem typische Autoimmunerkrankungen wie zum Beispiel rheumatoide Arthritis oder Lupus-Erkrankungen profitieren von einer hochdosierten Vitamin-E-Therapie. Gelenkschmerzen werden inzwischen auch von vielen Medizinern mit einer zusätzlichen Dosis Vitamin E sehr erfolgreich behandelt.

Gegen typische Frauenbeschwerden

Es hat sich gezeigt, dass Vitamin E in ausreichender Dosierung bei prämenstruellen Beschwerden, aber auch bei Hitzewallungen während der Wechseljahre, ein erfolgreiches Therapeutikum darstellt. In einer Studie konnte sogar gezeigt werden, dass gutartige Brustknoten, sogenannte fibrozystische Knoten, erfolgreich durch eine hochdosierte Vitamin-E-Einnahme behandelt werden können.

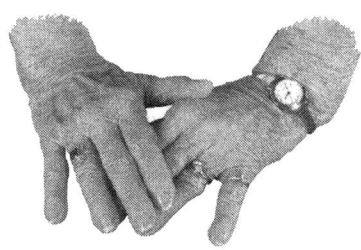

Falten, Altersflecken, trockene Haut: auch in Cremes ist hochdosiertes Vitamin E sehr wirksam bei typischen Alterserscheinungen der Haut

Für die Schönheit und mehr

Eine regelmäßige Einnahme von hochdosiertem Vitamin E schützt und pflegt die Haut von innen und kann sogar der Bildung von Altersflecken und Leberflecken vorbeugen. Die Haut wird unter einer kontinuierlichen Vitamin-E-Gabe zusehends zarter und glatter, was auf den Entschlackungs- und Radikalschutz-Effekt zurückzuführen ist. Selbst vor Wundheilungsstörungen und übermäßiger Narbenbildung kann Vitamin E schützen. In Verbindung mit Vitamin C und Carotin kann Vitamin E das Risiko von Starerkrankungen am Auge reduzieren.

Indikation:

Zur Vorbeugung degenerativer Erkrankungen im Alter sowie zum Schutz vor Herz-Kreislauf-Beschwerden und vor Krebserkrankungen. Bei körperlich-psychischen Stresszuständen. Bei Wechseljahrs-, Menstruations- und Brustbeschwerden der Frau. Vorbeugend und lindernd bei Durchblutungsstörungen. Bei Wundheilungsstörungen.

Diabetes mellitus. Bei vorzeitiger Hautalterung mit starker Faltenbildung. Altersflecken. Anti-Aging.

Einnahmehinweis:
Bitte achten Sie beim Kauf von Vitamin-E-Kapseln unbedingt auf die natürliche Herkunft des Vitamins. Das steht in der Regel deutlich auf den Verpackungen. Natürliches Vitamin E kann nämlich von unserem Organismus wesentlich besser verwertet werden als künstlich hergestelltes. Bei der Dosierung sollten es schon 400 i.E. (internationale Einheiten, entsprechen etwa 270 Milligramm) Vitamin E sein. Je nach Gesundheitszustand können Sie damit entsprechend dosieren. Zur Erhaltung der optimalen Gesundheit und zur Sicherung

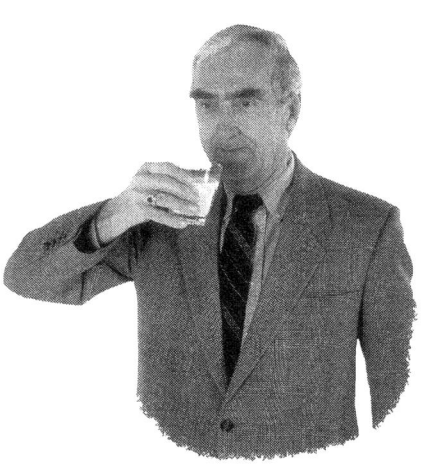

Nicht vergessen: Pillen, egal welcher Art, sollten Sie – soweit es nicht anders angeordnet ist – immer mit ausreichend Flüssigkeit zu sich nehmen. Am besten eignet sich dazu ein Glas Wasser.

des Basisbedarfs eines gesunden Erwachsenen ist die tägliche Einnahme von 400 i.E. zu empfehlen. Nehmen Sie dazu eine Kapsel Vitamin E 400 zusätzlich zu dem Basis-Programm, vor allem dann, wenn Sie häufiger gestresst oder bereits über 40 sind. Am besten nehmen Sie diese Kapsel als „Auffrischungsdosis" zum Basis-Programm am Mittag oder Nachmittag ein. Wenn Sie zusätzlich gesundheitliche Beschwerden haben, die in der Indikation genannt sind, dann können Sie schon morgens das Basis-Programm in seiner positiven Wirkung auf Ihre Gesundheit mit einer Vitamin-E-Kapsel verstärken und nehmen eine zweite Vitamin-E-Kapsel am Nachmittag. Bitte lesen Sie zu den Wirkungen und Einnahmeempfehlungen auch den Packungshinweis.

Bezugsquellen:
dm-Drogeriemarkt (Eigenmarke und diverse Hersteller), Schlecker Drogeriemarkt (diverse Hersteller), Asco-Pharm, diverse Diskonter (z.B. Lidl, Penny, Aldi).

☐ *Coenzym Q 10 (30 mg)*

Der Vitalstoff Coenzym Q 10 wird auch als Ubichinon bezeichnet. Als vitaminähnlicher Wirkstoff ist Q 10 überall (lateinisch = ubi) im Körper vorhanden. Q 10 wirkt als Katalysator für die Energiegewinnung unserer Körperzellen. Eine wohldosierte Nahrungsergänzung mit Q 10 sichert somit die körperliche Leistungsfähigkeit und beugt Herz-Kreislauf-Erkrankungen sowie Krebsleiden vor. Außerdem kann eine hochdosierte Einnahme von Q 10 zahlreiche Risikofaktoren wie Bluthochdruck, erhöhte Blutfettwerte oder Arteriosklerose günstig beeinflussen.

Q 10-Aufgaben im Stoffwechsel
Als Katalysator ist Q 10 für einen reibungslosen Ablauf von chemischen Stoffwechselprozessen in unseren Körperzellen erforderlich. Daraus wird der Energieträger ATP (Adenosintriphosphat) gewonnen, der für die Zellfunktionen lebensnotwendig ist. Am meisten Q 10 wird in Organsystemen verstoffwechselt, die einen besonders hohen Energiebedarf haben: zum Beispiel im Herz, in der Leber und in den Zellen unseres Immunsystems.

Die Wirkungen von Q 10
Wie die Vitamine A, C, E und das Spurenelement Selen besitzt auch das Q 10 antioxidative, zellschützende Eigenschaften. Von der Molekularstruktur weist Q 10 starke Ähnlichkeiten mit dem Vitamin E auf und kann ebenso wie dieses Vitamin schädliche Sauerstoffradikale neutralisieren. Zu den spezifischen Wirkungen von Coenzym Q 10 gehören insbesondere:

• **Stressabbau:** Die antioxidative Wirkung von Q 10 schützt vor stressbedingten Leistungsverlusten, insbesondere dann, wenn Risikofaktoren wie Rauchen, Übergewicht, Bluthochdruck oder schwere psychische Belastungen vorliegen. Außerdem verzögert Q 10 in angemessener Dosierung typische Alterserscheinungen, vor allem die der Haut.

• **Immunsystem:** Ein Mangel an Q 10 führt häufig zu Abwehrschwäche mit den typischen Begleiterscheinungen wie zum Beispiel Leistungsschwäche, Müdigkeit und Infektanfälligkeit. Eine regelmäßige Einnahme von Q 10 kann Beschwerden wie Antriebsschwäche, rasche Ermüdbarkeit, Schwächegefühl, Schlafstörungen, chronische Müdigkeit oder Kopfschmerzen wirksam lindern. Außerdem wirkt sich eine hochdosierte Q 10-Therapie günstig auf Muskelschäche und Muskelschwund, aber auch auf Zahnbetterkrankungen und Diabetes mellitus aus.

• **Herz-Kreislauf-System:** Viele Studien bestätigen die positiven Effekte von Q 10 bei Herz-Kreislauf-Beschwerden. Eine hochdosierte Einnahme von Q 10 optimiert den Behandlungserfolg bei Patienten mit Angina pectoris (Brustengegefühl), verbessert die Beschwerden und die Lebensqualität bei verschiedenen Herzbeschwerden und stabilisiert die Herzleistung. Selbst in der Therapie nach einem Herzinfarkt erweist sich die hochdosierte Einnahme von Q 10 als bedeutender Herz-Schutzfaktor.

• **Krebserkrankungen:** Einerseits beugt eine hochdosierte Q 10-Therapie aufgrund der antioxidativen Wirkung Krebserkrankungen vor, andererseits vermindert es bei Krebspatienten die Nebenwirkungen der Chemotherapie. Studien haben gezeigt, dass Q 10 lebensverlängernd wirkt und die Lebensqualität steigert.

Indikation:
Körperliche und seelische Stresszustände. Immunschwäche mit typischen Begleitsymptomen wie Leistungsschwäche und Müdigkeit. Schlafstörungen. Zur Vorbeugung von Herz-Kreislauf-Erkrankungen. Als Begleittherapie bei Herzbeschwerden. Anti-Aging.

Einnahmehinweis:
Die positiven Wirkungen von Q 10 machen sich erst in einer höheren Dosierung bemerkbar. Sinnvoll sind Präparate mit 30 mg Q 10. Zur Vorbeugenden Einnahme genügt damit die Einnahme von einer Kapsel täglich, am bestem morgens. Als Begleittherapie bei Erkrankungen sind höhere Dosierungen notwendig, die mit dem behandelnden Arzt abgesprochen werden sollten. Lesen Sie auch den Beipackzettel.

Bezugsquellen:
dm-Drogeriemarkt, Schlecker (nur Präparate mit niedriger Dosierung), Asco-Pharm (30 mg je Kapsel, sehr günstig!), Apotheken.

☐ *Vitamin B-Komplex forte*

Unter dem Begriff Vitamin B-Komplex werden verschiedene wasserlösliche Vitamine und Vitalstoffe zusammengefasst. Dazu gehören in den meisten Präparaten die Vitamine B1, B2, B6, B12, Pantothensäure, Niacin und Folsäure. Eine ausreichende Versorgung mit B-Vitaminen ist für zahlreiche Organfunktionen und Stoffwechselprozesse sehr wichtig. Eine zusätzliche Nahrungsergänzung mit diesen Vitaminen sichert den täglichen Basisbedarf, kann bestimmten Krankheiten vorbeugen und in ausreichend hoher Dosierung sogar Beschwerden sehr günstig beeinflussen. Der Körper kann diese Vitalstoffe nicht speichern, weshalb diese täglich zugeführt werden müssen.

Vitamin-B-Mangel
Bei Fehlernährung und Nährstoffmangel, bei Magen-Darm-Erkrankungen und Lebererkrankungen liegt sehr oft ein schwerer Vitamin-B-Mangel vor. Bei anhaltendem Mangel können zahlreiche Beschwerden auftreten: nervöse Erschöpfung, Müdigkeit, Lustlosigkeit, Schlaf- und Verdauungsstörungen, Herz-Kreislaufbeschwerden, neurologische Störungen, Hirnleistungsstörungen gehören zu den typischen Vitamin-B-Mangelerscheinungen. Aber auch Hautveränderungen, unreine Haut, Hautentzündungen, Haarausfall und brüchige Nägel beruhen oft auf einem Vitamin-B-Mangel.

Vitamin-B-Wirkungen
B-Vitamine sind unentbehrlich für den ordnungsgemäßen Kohlenhydrat-, Eiweiß- und Fettstoffwechsel. Sie sind für den Energiestoffwechsel in allen Körperzellen verantwortlich. Zudem sind die B-Vitamine für den Aufbau und die Funktionsfähigkeit der Nervenzellen von entscheidender Bedeutung. Deswegen bevorzugen viele Manager den Vitamin-B-Komplex als wirksames Anti-Stress-Mittel. Darüber hinaus ist der B-Komplex von sehr großer Bedeutung für die Gesunderhaltung von Haut, Haaren und Nägeln. Außerdem tragen B-Vitamine zu einer schnelleren Erholung nach Krankheiten bei und dienen zur Deckung eines erhöhten Bedarfs in der Schwangerschaft und Stillzeit.

• **Vitamin B1** reguliert vor allem den Kohlenhydratstoffwechsel und ist ein sehr wichtiger Funktionsbestandteil von über 20 Enzymen und stabilisiert das Nervensystem.

• **Vitamin B2** ist als Coenzym an vielen wichtigen Stoffwechsel-prozessen beteiligt, vor allem im Kohlenhydrat-, Eiweiß- und Fettstoffwechsel sowie am Energie- und Hormonhaushalt unseres Körpers.

• **Vitamin B6** ist vor allem am Eiweißstoffwechsel beteiligt. Außerdem spielt dieses Vitamin bei der Produktion von nervösen Signalstoffen, den Neurotransmittern, eine wichtige Rolle.

• **Vitamin B12** kann als einziges B-Vitamin in der Leber gespeichert werden. Dieses Vitamin ist am Aufbau der roten Blutkörperchen beteiligt und beeinflusst den Eiweißstoffwechsel.

• **Pantothesäure** spielt im menschlichen Organismus eine wichtige Rolle als Bestandteil von Coenzym A und bei anderen Stoffwechselvorgängen. Es sorgt für schöne Haut, kräftige Haare und feste Fingernägel.

• **Niacin** ist als wichtiges Coenzym an zahlreichen biochemischen Stoffwechselvorgängen beteiligt.

• **Folsäure** ist neben vielen Funktionen u.a. an der Bildung von Purinen und Nukleinsäuren beteiligt, die für den Aufbau roter Blutkörperchen benötigt werden. Zudem ist Folsäure wichtig für das Zellwachstum insbesondere während der Schwangerschaft.

Indikation:
Körperlich-psychische Stresszustände. Vegetarier. Leistungssportler. Einnahme der Pille. Schwangerschaft. Kreislaufbeschwerden. Hautprobleme. Chronisch-entzündliche Erkrankungen. Anti-Aging.

Einnahmehinweis:
In der Regel reicht die Einnahme von einer Vitamin-B-forte-Kapsel oder Tablette täglich aus, um Mangelerscheinungen gezielt vorzubeugen. Lesen Sie dazu auch den Beipackzettel.

Bezugsquellen:
dm-drogeriemarkt, Schlecker (diverse Hersteller), Asco-Pharm.

☐ *Ginseng*

Wörtlich übersetzt bedeutet das Wort Ginseng „Menschenwurzel". In Asien, wo der Ginseng beheimatet ist, nennt man diese Wurzel so, weil sie sehr menschenähnlich aussieht. Als natürliches Tonikum steigert Ginseng bei regelmäßiger Einnahme die körperlich-geistige Energie, die allgemeine Vitalität und die Libido, wirkt verjüngend und macht wiederstandsfähig gegen Stress jeder Art. Außerdem ist Ginseng hilfreich bei Antriebslosigkeit, kann den Kreislauf stimulieren und wirkt allgemein kräftigend und stärkend.

Am besten Koreanischer Ginseng
Koreanischer Ginseng gilt mit seinem hohen Ginsenoid-Gehalt als der beste überhaupt. Extrakte daraus bzw. Vitalstoff-Präparate mit einem Extrakt aus koreanischem Ginseng gelten daher als besonders wirksam. Koreanischer Ginseng wirkt stimulierend und aktivierend auf alle Körperfunktionen und besitzt antioxidative, zellschützende Effekte.

Ginseng-Wirkstoffe
Die Ginsengwurzel enthält 20 Saponine bzw. sogenannte Triterpenoid-Glykoside, überwiegend aus der Ginsenoid-Gruppe Rg1. Speziell Koreanischer Ginseng hat einen besonders hohen Gehalt an Rg1. Darüber hinaus werden in Ginsengwurzeln Arabinose, Campher, Schleimstoffe, Mineralstoffe und Vitamine gefunden. Rg1 wirkt im Vergleich zu anderen Ginsenoiden, zum Beispiel aus amerikanischem Ginseng, deutlich anregender und stimulierender auf das zentrale Nervensystem. Zu den weiteren Wirkungen von Rg1 gehören die entkrampfenden, antientzündlichen, beruhigenden und schmerzstillenden Eigenschaften. Ginsenoide beeinflussen allgemein die hormonaktiven Drüsen wie die Nebennieren und die Hirnanhangsdrüse und wirken insgesamt stressmindernd. Zu den spezifischen Wirkungen von Ginseng gehören insbesondere:

• **Ermüdung und Antriebsschwäche:** Original Koreanischer Ginseng ist hervorragend geeignet zur Behandlung von Erschöpfungszuständen, chronischer Müdigkeit, Abwehrschwäche, schwacher Stoffwechselaktivität, bei Stresszuständen sowie mangelnder Konzentrationsfähigkeit. Zahlreiche Studien haben nachweisen können, dass mit Koreanischem Ginseng die Reaktionszeiten, die

Aufmerksamkeit, die geistige Konzentration und die visuell-motorische Koordination deutlich verbessert werden kann.

• **Kreislauf:** Koreanischer Ginseng regt die Kreislauffunktion an und wirkt leicht blutdruckerhöhend.

• **Libido und Potenz:** Der echte Koreanische Ginseng ist auch ein populäres Heilmittel bei Erektionsstörungen. Die Ginseng-Wirkstoffe verbessern nachweislich die Intensität der Erektion, stimulieren die Libido und erhöhen damit die sexuelle Genussfähigkeit. In Asien wird Ginseng daher auch erfolgreich als Aphrodisiakum und Potenzmittel verordnet.

Indikation:
Bei allgemeiner Antriebsschwäche und Erschöpfungszuständen. Zur besseren Stressbewältigung. Bei chronischer Müdigkeit. Konzentrationsmangel. Erektionsstörungen. Libidoschwäche. Anti-Aging.

Einnahmehinweis:
Da Ginseng-Präparate in den unterschiedlichsten Dosierungen und Zubereitungen, ob als Kapsel, Tablette oder flüssiges Tonikum, angeboten werden, sollten Sie sich an den Packungshinweis halten. Bei hochdosierten Präparaten genügt meist eine Einnahme täglich, am besten morgens. Achten Sie jedoch unbedingt darauf, dass Ihr auserwähltes Präparat nur den echten Korea-Ginseng enthält.

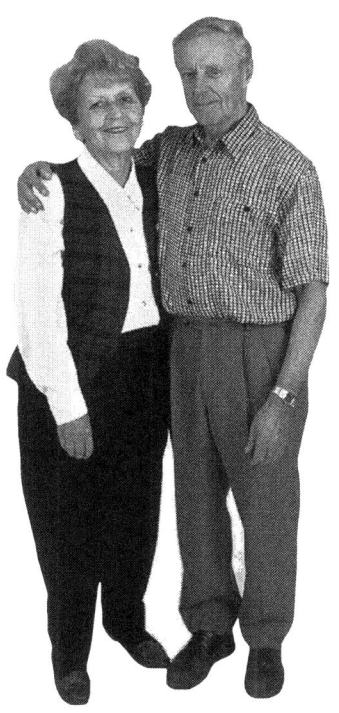

Liebe im Alter – Ginseng kann dabei helfen, indem es die Libido stärkt und den sexuellen Genuss erhöht

Bezugsquellen:
dm-drogeriemarkt, Schlecker (diverse Hersteller), Asco-Pharm, verschiedene Diskonter, Apotheken.

41

☐ *Calcium*

Der lebenswichtige Mineralstoff Calcium ist vor allem für den Knochenstoffwechsel sowie für den Aufbau des Knochengerüstes und der Zähne unbedingt erforderlich. Rund 98 Prozent des im Körper befindlichen Calciums ist in den Knochen gespeichert. Je nach Körperkonstitution sind das etwa 1500 Gramm. Das übrige Calcium liegt zu 50 Prozent in ionisierter Form im Blutserum und zu etwa 45 Prozent an Eiweiß gebunden vor. Eine sinnvoll dosierte Nahrungsergänzung mit Calcium-Präparaten kann wirksam Knochenstoffwechselstörungen und Osteoporose vorbeugen.

Der Calcium-Stoffwechsel

Hormone wie Parathormon, Vitamin D3, Calcitonin, Catecholamine und Östrogene regeln oder beeinflussen die Freisetznung oder Bindung von Calcium in unserem Körper. Im Zwölffingerdarm und im Dünndarm wird Calcium aus der Nahrung aufgenommen und gelangt dann über das Blut in sämtliche Körperbereiche.

Calcium-Mangel

Ein Calcium-Mangel kann durch verschiedene Ursachen hervorgerufen werden. Ein erhöhter Calciumbedarf oder ein Mangel an Calcium bindenden Eiweißen, die sogenannte Hypoalbuminämie, können einen Calcium-Mangel verursachen. Ein Mangel an diesem wichtigen Mineralstoff führt zu einer nervös-muskulären Übererregbarkeit mit Neigung zu Krämpfen, Kopfschmerzen, Abgeschlagenheit, Müdigkeit, Kalkablagerungen im Körper und Herzrhythmusstörungen. In bestimmten Lebensphasen kann es durch einen erhöhten Calciumbedarf zu einem Calcium-Mangel kommen. Aber auch ein ungesunder Lebenswandel, eine Mangelernährung, Hochleistungssport, die Einnahme von Medikamenten und schwere Krankheiten können einen Mangel an Calcium hervorrufen. Gerade in solchen Fällen ist eine Nahrungsergänzung mit Calcium sehr zu empfehlen.

Erhöhter Calcium-Bedarf:

• **Schwangerschaft und Stillzeit:** Vor allem während der Schwangerschaft und in der Stillzeit müssen Frauen sich „für zwei", nämlich sich selbst und ihr Baby über die Ernährung mit ausreichend Calcium versorgen.

• **Wechseljahre:** In den Wechseljahren kommt es zu deutlichen Hormonveränderungen. Die Östrogene, die auch für einen ausgeglichenen Calcium-Haushalt sorgen, nehmen in dieser Zeit deutlich ab.

• **Wachstum:** In der Wachstumszeit bei Kindern und Jugendlichen wird für den Aufbau eines stabilen Knochengerüstes und feste Zähne besonders viel Calcium verstoffwechselt.

•**Hochleistungssport:**
Hochleistungssportarten fordern den ganzen Körper in enormer Weise. Einerseits wird dadurch mehr Calcium verstoffwechselt, andererseits wird durch extremes Schwitzen der Mineralstoffhaushalt empfindlich gestört.

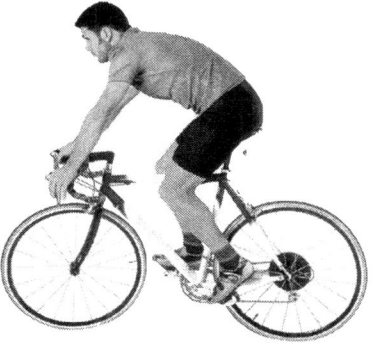

Hochleistungssportler brauchen mehr Mineralstoffe und Spurenelemente

• **Mangelernährung:** Eine ungesunde Ernährung mit zu wenig Vitalstoffen behindert u.a. auch die Verwertung von Calcium. Zu Hohe Anteile Phosphor oder Magnesium in der Nahrung, typisch für Currywurst mit Pommes und andere Fast-Food-Snacks, behindern die Aufnahme von Calcium.

• **Alter:** Mit zunehmdem Alter verwertet unser Körper immer schlechter sämtliche Vitalstoffe aus der Nahrung. Auch Calcium gehört dazu. So kommt es mit den Jahren zu einer schleichenden Mangelernährung, auch wenn man sich bewusst und abwechslungsreich ernährt.

• **Genussgifte:** Der übermäßige Genuss von Kaffee und Alkohol entzieht unserem Körper wichtiges Calcium.

• **Medikamente:** Entwässernde Medikamente und Diuretika oder Antiepileptika verursachen häufig einen Calcium-Mangel.

• **Organschäden oder -erkrankungen:** Schäden oder schwere Erkrankungen an Nieren, Bauchspeicheldrüse oder Darm können einen Mangel an Calcium verursachen.

Die Wirkungen von Calcium

Das im Blut ungebundene Calcium ist für zahlreiche Körperfunktionen von größter Bedeutung. Dazu gehören die Erhaltung der bioelektrischen Nerven- und Muskelfunktion, die Muskelerregbarkeit, die Stabilität des Herzrhythmus, die Aktivierung oder Blockade von Enzymsystemen, Abwehrfunktionen und die Blutgerinnung. Darüber hinaus reguliert Calcium die Durchlässigkeit der Zellwände. Zu den spezifischen Wirkungsbereichen von Calcium gehören:

• **Knochenskelett:** Calcium ist absolut lebensnotwendig für die Bildung und den Erhalt stabiler Knochen. Bei Heranwachsenden fördert Calcium das Knochenwachstum und erhöht die Knochendichte. Bei Erwachsenen, älteren Menschen und Frauen in den Wechseljahren spielt eine ausreichende Calciumversorgung eine wichtige Rolle beim Erhalt der Knochenstruktur. Darüber hinaus schützt Calcium Knochen und Zähne vor dem giftigen Metall Blei, das bei Calcium-Mangel verstärkt in Knochen und Zähne eingebaut wird.

• **Schwangerschaft:** Bei schwangeren Frauen beugt Calcium gefährlichen Schwangerschafts-Symptomen wie Bluthochdruck oder Ödemen vor.

• **Nervensystem:** Calcium ist u.a. auch für die Übertragung von Nervenimpulsen dringend erforderlich. Es stabilisiert dabei die bioelektrische Herzaktivität und sorgt für einen regelmäßigen Herzschlag bzw. Herzrhythmus.

• **Herz-Kreislauf-System:** Calcium senkt den Cholesterinspiegel im Blut und schützt dadurch vor Herz-Kreislauf-Erkrankungen sowie vor Bluthochdruck.

• **Schleimhäute:** Eine ausreichende Versorgung mit Calcium hält Zahnfleisch, Haut und Schleimhäute, besonders die Mundschleimhaut, gesund.

• **Muskulatur:** Calcium fördert das Muskelwachstum und sichert die Muskelfunktion und die Muskelkraft. Außerdem beugt das Mineral Muskelkrämpfen vor.

• **Eiweißstoffwechsel:** Als Energieträger ist Calcium an der Eiweißbildung sowie an der Strukturierung von DNA und RNA beteiligt.

• **Zellfunktionen:** Calcium ist für eine ungestörte bioelektrische Funktion der Zellmembranen, die Durchlässigkeit der Zellwände aller Körperzellen, von großer Bedeutung.

• **Krebsleiden:** Verschiedene Studien wiesen nach, dass die regelmäßige Einnahme von Calcium das Darmkrebsrisiko deutlich reduzieren kann.

Indikation:
Bei Calcium-Mangelzuständen. Osteoporose. Knochen- und Zahnbildungsstörungen. Im Wachstum. In der Pubertät, Schwangerschaft und Stillzeit. In den Wechseljahren. Ältere Menschen. Im Hochleistungssport. Wundheilungsstörungen. Bei Erschöpfungszuständen. Bei verminderter körperlicher und geistiger Leistungsfähigkeit.

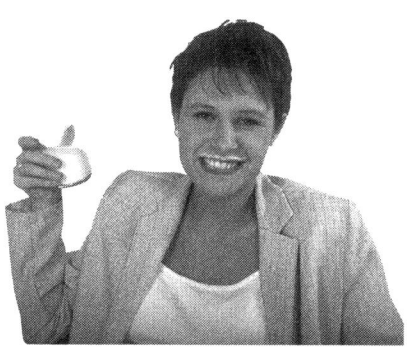

Jeden Tag viel Milch und Milchprodukte wie Käse, Quark und Joghurt versorgen unseren Körper mit reichlich Calcium

Einnahmehinweis:
Wenn Sie sich nicht über die Nahrung (Milch, Käse, Milchprodukte) mit ausreichend Calcium versorgen oder versorgen können, dann ist eine zusätzliche Einnahme von Calcium dringend anzuraten. Gut geeignet sind zum Beispiel Calcium-Brausetabletten mit einer Dosierung von 500 mg Calcium je Tablette. Je mehr Indikations-Punkte bei Ihnen zutreffen, umso mehr Calcium benötigen Sie zusätzlich. Eine angepasste Dosierung liegt je nach persönlicher Ausgangssituation bei 500 - 1.500 mg Calcium.

Bezugsquellen:
dm-Drogeriemarkt (Eigenmarke, diverse Hersteller), Schlecker (diverse Hersteller), diverse Diskonter.

☐ *Magnesium*

Der Mineralstoff Magnesium ist für uns lebensnotwendig. Man bezeichnet Magnesium auch als Spurenelement, weil es in unserem Körper nur in geringer Menge vorkommt. Solche Spurenelemente braucht unser Organismus, damit für die Körperfunktionen wichtige Substanzen wie Hormone und Enzyme aktiviert werden können. Magnesium wird hauptsächlich in Zellen von Knochen- und Weichteilgewebe gespeichert und ist für die Aktivierung von über 300 sehr wichtiger Enzyme von großer Bedeutung. Ein ungesunder Lebenswandel, einseitige Ernährung und schwere körperliche Erkrankungen können einen Mangel an Magnesium verursachen.

Der Magnesium-Stoffwechsel

Nur etwa ein Drittel des Magnesiums, das wir mit der Nahrung aufnehmen, kann im Dünndarm resorbiert werden. Den Rest scheiden wir leider unverwertet wieder mit dem Stuhl aus. Der Magnesium-Stoffwechsel in unserem Körper wird in erster Linie von unseren Nieren reguliert.

Magnesium-Mangel-Beschwerden

Ein Mangel an diesem Mineralstoff führt vor allem zu Beschwerden, die durch Funktionsstörungen der Muskulatur, des Nervensystems und Verdauungssystems verursacht werden. Folgende Beschwerden können auf einen Magnesium-Mangel hinweisen:

• **Nervensystem:** Nervosität, Depression, psychische Stimmungsschwankungen, Schwindel, Konzentrationsschwäche, Benommenheit, Angstgefühle, chronische Müdigkeit, Kopfschmerzen.

• **Muskulatur:** Krampfneigung, Empfindungsstörungen wie Taubheit oder Kribbeln, Waden- und Zehenkrämpfe.

• **Herz-Kreislauf-System:** Herzrasen, Herzbeklemmung, Angina pectoris, Herzrhythmusstörungen, Beschwerden durch Durchblutungsstörungen.

• **Verdauung:** Übelkeit, Erbrechen, Durchfall, Krampfneigung des Verdauungstraktes (Magen, Darm, Gallenblase, Schließmuskel).

Magnesium-Mangel-Zustände
In gewissen Lebensabschnitten hat man einen erhöhten Magnesium-Bedarf, wodurch ein Magnesium-Mangel hervorgerufen werden kann:

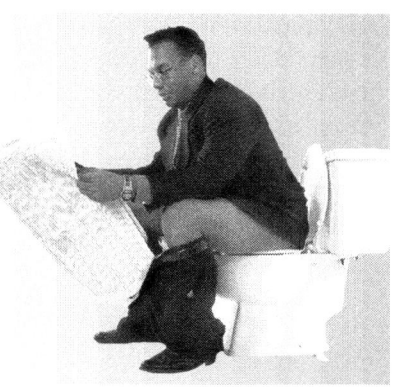

Magnesium-Mangel kann auch Probleme auf dem „Stillen Örtchen" verursachen

• **Schwangerschaft:** Vor allem während der Schwangerschaft und in der Stillzeit haben Frauen einen erhöhten Bedarf an diesem Mineral. Auch Frauen, die die Antibaby-Pille nehmen, haben einen erhöhten Bedarf.

• **Alkohol:** Übermäßiger Alkoholgenuss steigert den Magnesium-Bedarf, was zu einem Mangel führen kann. Typisches Symptom am Morgen „danach": Kater-Kopfschmerzen.

• **Chronischer Durchfall:** Chronische oder häufige Durchfälle führen zu extremen Mineralstoff-Verlusten. Auch der Missbrauch von Abführmitteln kann zu einem schweren Mineralstoff-Mangel führen.

• **Psychische Stresszustände:** Unter Stresseinwirkung ist der Magnesiumspiegel im Blut nachweisbar vermindert. Das kann zu Depressionen, Schlafstörungen, Krampfneigungen, Verwirrtheit und Verhaltensstörungen führen.

• **Chronische Erkrankungen:** Diverse chronische Erkrankungen wie Rheuma oder Fibromyalgie führen zu einem erhöhten Magnesium-Bedarf. Wenn dieser nicht durch Nahrungsergänzungsmittel ausgeglichen wird, verschlimmern sich die Krankheitssymptome.

• **Schwere Organerkrankungen:** Störungen oder Erkrankungen der Nieren, der Leber, entzündliche Darmerkrankungen wie zum Beispiel Colitis ulcerosa oder Morbus Crohn, Schilddrüsenfunktionsstörungen und Diabetes mellitus gehen häufig mit einem Magnesium-Mangel einher.

Magnesium-Wirkungen

Neben der Enzymaktivierung ist Magnesium auch für den Energie- und Fettstoffwechsel von großer Bedeutung. Zudem wirkt Magnesium dämpfend auf die Nervenimpuls-Übertragung an der Muskulatur. Am Herz-Kreislauf-System bewirkt Magnesium eine verbesserte Energie- und Sauerstoffausnutzung. Zu den spezifischen Wirkungsbereichen von Magnesium gehören:

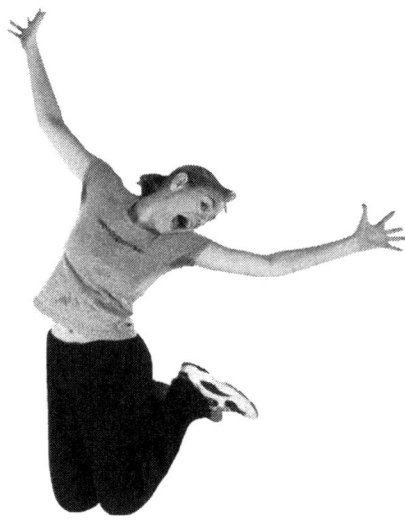

• Energiestoffwechsel:
Magnesium fördert die Energiegewinnung in unseren Körperzellen durch die Aktivierung von bestimmten Enzymen und durch die Bereitstellung energiereicher Phosphate aufgrund einer Aktivierung von Stoffwechselvorgängen.

• Nervensystem:
Magnesium wirkt ausgleichend und beruhigend auf das Nervensystem. Es sorgt für eine entspannende Muskelfunktion, die sogenannte Relaxation. Zudem beugt es Muskelkrämpfen, Spasmen und Zittern vor. In Studien zeigte sich, dass Magnesium in hoher Dosis erfolgreich in der Behandlung bei schmerzhafter Muskelverspannung (Fibromyalgie) eingesetzt werden kann.

Magnesium wird auch als Power-Mineral bezeichnet: es verbessert die Energie- und Sauerstoffausnutzung unserer Zellen und schenkt uns damit volle Power

• Knochenskelett: Magnesium ist wie Calcium lebensnotwendig für den Aufbau und Erhalt stabiler Knochen. Magnesium fördert das Knochenwachstum und erhöht die Knochendichte. Bei älteren Menschen, besonders Frauen in den Wechseljahren, schützt Magnesium vor der gefürchteten Osteoporose.

• Fettstoffwechsel: Magnesium wirkt allgemein aktivierend auf den Fettstoffwechsel und verbessert den Cholesterinabbau.

• **Herz-Kreislauf-System:** Magnesium verbessert die Funktion der Herzkranzgefäße und allgemein der Gefäße des gesamten Blutkkreislaufs.

Indikation:
Zur Vorbeugung gegen Herz-Kreislauf-Beschwerden. Einseitige Ernährung. Einnahme der Antibaby-Pille. Leistungsschwäche. Alkoholabusus. Diätkuren. Häufige Einnahme von Abführmitteln und Diuretika. Bei Osteoporose. Muskelfunktionsstörungen, Wadenkrämpfe, Zittern. Bluthochdruck. Erkrankungen der Herzkranzgefäße. Allgemeine Stresszustände.

Einnahmehinweis:
Magnesium sollten Sie mit Calcium in einem ausgewogenen Verhältnis zueinander nehmen. Optimal ist das Vehältnis 3:1 von Calcium zu Magnesium. Meist sind Präparate eines Herstellers in der Dosierung optimal aufeinander abgestimmt. Ebenfalls gut geeignet wie beim Calcium sind zum Beispiel Magnesium-Brausetabletten mit einer Dosierung von 200 - 300 mg Magnesium je Tablette. Je mehr Indikations-Punkte bei Ihnen zutreffen, umso mehr Magnesium benötigen Sie zusätzlich. Eine angepasste Dosierung liegt je nach persönlicher Ausgangssituation bei 300 - 600 mg Magnesium. Bei schweren Organschäden oder Erkrankungen kann der Bedarf auch durchaus höher liegen. Bitte lesen Sie auch den Packungshinweis.

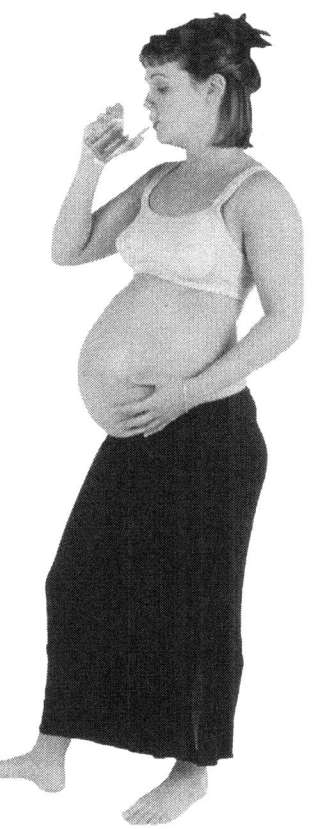

Schwangere Frauen sollten unbedingt auf eine ausreichende Magnesium–Zufuhr achten

Bezugsquellen:
dm-Drogeriemarkt (Eigenmarke, diverse Hersteller), Schlecker (diverse Hersteller), diverse Diskonter.

☐ *Fischöl-Kapseln*

Ein Sprichwort sagt: „Der Mensch ist so alt wie seine Gefäße". Wie wahr! Denn Ablagerungen in den Arterien sind der Risikofaktor Nummer eins für Herzinfarkt, Schlaganfall und Raucherbein. Diese Ablagerungen, sogenannte arterielle Plaque, führt zur Unterversorgung von Organen und Muskulatur. Der entstehende Mangel an Sauerstoff und Energieträgern geht einher mit einer Schwächung des Gewebes, die bis zum Absterben desselben führen kann. Besonders tragisch ist dies, wenn die Versorgung von Herz und Gehirn betroffen ist - Schlaganfall und Herzinfarkt sind die fatale Folge.

Mehr Fisch für die Gesundheit
Umfangreiche Untersuchungen ergaben, dass das Auftreten von Arteriosklerose sehr viel seltener in Regionen auftritt, wo viel Fisch gegessen wird, wie zum Beispiel in Japan, den Mittelmeerländern und bei den Eskimos. Wo viel Fisch konsumiert wird, tauchen Krankheiten wie Krebs, Arthritis, Psiorasis, Diabetes und vor allem Schlaganfall und Herzinfarkt wesentlich seltener auf. Wissenschaftler führen diese Ergebnisse hauptsächlich auf die im Fisch reichlich enthaltenen Omega-3-Fettsäuren zurück.

Vorkommen von Omega-3-Fettsäuren
Omega-3-Fettsäuren kommen bevorzugt in Fischen vor, vor allem in fettreichen Fischen wie Lachs, Makrele, Hering, Thunfisch und Sardine. Vegetarier finden in Weizenkeimöl, Leinsamenöl und Walnüssen eine Quelle dafür. Allerdings besitzten die pflanzlichen Omega-3-Fettsäuren nicht die gleiche biologische Wertigkeit. Eine gute Möglichkeit, sich mit Omega-3-Fettsäuren zu versorgen, stellen Kapseln mit Lachsöl dar.

Wirkungen von Omega-3-Fettsäuren
Die Omega-3-Fettsäuren blockieren Prostaglandine, hormonähnliche Substanzen, welche die Arterieninnenwände, aber auch die Gelenke, beschädigen. An den beschädigten Innenwänden können sich nunmehr Blutbestandteile, vor allem oxidierte Blutfette wie Triglyceride und LDL-Cholesterin anlagern. Dänische Wissenschaftler entdeckten bei Reihen-Autopsien, dass diese "Arterienverkalkung" bei Konsumenten von mehr als 250 Gramm Fisch pro Woche um die Hälfte seltener auf-

trat. Omega-3-Fettsäuren erhöhen außerdem die Werte des positiven HDL-Cholesterins und wirken stabilisierend auf den Herzrhythmus. Die typisch westliche Ernährung führt zu einem Übergewicht an Omega-6-Fettsäuren. Diese neigen zu rascher Oxidation und setzen vermehrt aggressive Radikale frei, während Omega-3-Fettsäuren die Freisetzung antioxidativer Enzyme begünstigen.

Weitere Vorzüge von Omega-3-Fettsäuren
• **Diabetes:** Aus Untersuchungen der Niederländischen Gesundheitsbehörden geht klar hervor, dass regelmäßiger Fischverzehr das Risiko für Diabetes III halbiert. Fischöle wirken nämlich positiv auf den Glukosetoleranzfaktor.

• **Raucher:** Wenn Raucher pro Woche durchschnittlich vier Fischmahlzeiten zu sich nehmen, erkranken sie laut einer Studie nur halb so häufig an Bronchitis und Lungenemphysem.

• **Rheuma und Arthritis:** Omega-3-Fettsäuren kombiniert mit Vitamin E verzögern Entzündungen. Dadurch kann die Dosis von Antirheumatika wie zum Beispiel Corticosteroide verringert werden.

Indikation:
Zur Vorbeugung und als Begleittherapie bei koronaren Herzerkrankungen, Herzrhythmusstörungen. Krebsvorsorge. Unterstützend bei Depressionen, Hirnleistungsstörungen, Diabetes mellitus, Rheumatoiden Erkrankungen, Psoriasis, Multiple Sklerose. Zur Vorbeugung und Therapie von erhöhten Blutfettwerten und Bluthochdruck. Anti-Aging für die Arterien.

Einnahmehinweis:
Die meisten Fischöl-Kapseln enthalten 500 mg Fischöl. Vorbeugend reichen davon 1-2 Kapseln täglich. Ansonsten beachten Sie bitte einfach den Packungshinweis und sprechen Sie im Bedarfsfalle die Dosis mit Ihrem Arzt ab.

Bezugsquellen:
dm-Drogeriemarkt (Eigenmarke, diverse Hersteller), Schlecker (diverse Hersteller), Asco-Pharm.

Das Forty-Plus-Programm

Nach dem Basis- und dem Aufbau-Programm möchte ich Ihnen jetzt ein ganz besonderes Anti-Aging-Programm vorstellen. Es besteht eigentlich nur aus zwei Aminosäuren, dem Arginin und Ornithin, aber

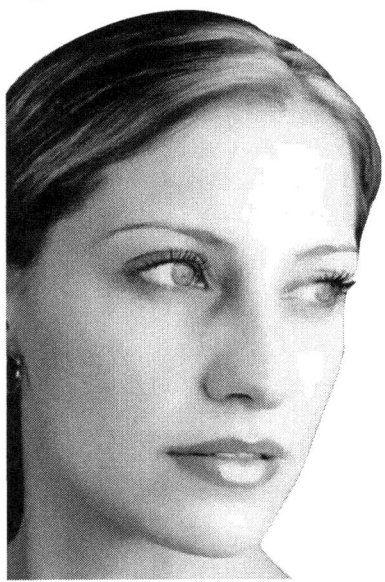

dennoch übertrifft dieses Programm in seiner Wirkweise viele Super-Vitalstoffe, die oftmals mit wahren Wunderwirkungen angepriesen werden. Ich nenne dieses Programm ganz einfach das „Forty-Plus-Programm", weil es das ideale Anti-Aging-Programm für alle ab 40 Jahren ist. Lesen Sie selbst über diese beiden wunderbaren Aminosäuren. Und machen Sie am besten selbst den Test: Verjüngen Sie Körper und Geist, spürbar und sichtbar, mit der wertvollen Kraft dieser beiden einzigartigen Aminosäuren.

Ewige Jugend – nur ein Traum? Länger jung bleiben mit Vitalstoffen – das ist jedenfalls Realität

☐ *Arginin und Ornithin – Anti-Aging-Duo*

Arginin und Ornithin sind Aminosäuren. Aminosäuren sind die Einzelbestandteile von Protein oder Eiweiß. Unser Körpereiweiß besteht aus 20 verschiedenen Aminosäuren. Allen ist gemeinsam, dass sie ein Stickstoffatom enthalten - eine sogenannte Aminogruppe. Die gezielte Zufuhr einzelner Aminosäuren kann verschiedene Funktionen des Organismus optimieren. Als Vorläufermolekül des Stickoxids haben Aminosäuren erstaunliche Wirkungen in unserem Organismus. Wird nämlich Arginin vermehrt zugeführt, so steigt der Stickoxid-Spiegel im Blut an. Die Folge ist u.a. eine Entspannung der Blutgefäßwände und damit eine allgemeine Durchblutungsverbesserung. Ornithin wird im Organismus zu Arginin abgebaut. Weil es im Körper aber langsamer abgebaut wird, hält der Wirkeffekt auch entsprechend länger an. Damit ist Ornithin die perfekte Ergänzung zu Arginin.

Wirkungen von Arginin und Ornithin

Es gibt verschiedene Wege, den Alterungsprozess zu verzögern und typischen Altersbeschwerden vorzubeugen. Wir wissen bereits, dass eine ausgewogene Ernährung und regelmäßige Bewegungsübungen sehr wichtig für den Erhalt unserer Gesundheit sind. Aber mit zunehmendem Alter ist unser Körper nicht mehr in der Lage, die Vitalstoffe aus der Nahrung optimal zu verwerten. Deshalb ist eine individuelle Nahrungsergänzung mit Vitalstoffen äußerst sinnvoll, wenn man gesundheitlich voll auf der Höhe bleiben möchte. Zu diesen Nahrungsergänzungsmitteln gehören u.a. auch Arginin und Ornithin, die Spitzenreiter unter den Aminosäuren mit einem vielseitigen Funktions- und Wirkungsspektrum:

• **Ausschüttung von Wachstumshormon:** Das Wachstumshormon ist der Renner unter den Anti-Aging-Hormonen. Nur leider ist es extrem teuer und mit starken Nebenwirkungen behaftet, so dass eine direkte Therapie mit Wachstumshormonen nur unter ärztlicher Aufsicht in Frage kommt. Wachstumshormone bezeichnet man auch gerne als Jugendhormone, weil deren Blut-Konzentration in jungen Jahren auf dem Zenit steht. Mit zunehmendem Alter nimmt die Menge an Wachstumshormonen in unserem Körper ab. Dieser Abnahme von Wachstumshormonen schreibt man auch die Zunahme von typischen Alterserscheinungen zu. Je weniger Wachstumshormone unsere Hirnanhangsdrüse produziert, umso stärker schreitet der typische Alterungsprozess voran. Die Aminosäuren Arginin und Ornithin gehören zu den wichtigen Substanzen, die unsere Hirnanhangsdrüse benötigt, um Wachstumshormon auszuschütten. In der richtigen Dosierung zur richtigen Zeit kann mit der Einnahme dieser beiden Aminosäuren die Produktion von Wachstumshormonen in unserer Hirnanhangsdrüse ordentlich angekurbelt werden. Und damit kann der Alterungsprozess deutlich verlangsamt, in vielen Fällen sogar gestoppt oder gar teilweise rückgängig gemacht werden.

• **Diabetes:** Insulin ist ein wichtiges Molekül ohne das wir nicht leben können. Je älter wir werden, desto schwieriger wird es, das Insulinmolekül effektiv einzusetzen. Das Problem ist als sogenannter Insulinwiderstand im voranschreitenden Alterungsprozess bekannt, aber wir können hier dank unseres heutigen Wissens durchaus eine

Verbesserung bewirken. Arginin kann den Insulinwiderstand verringern, was wiederum bedeutet, dass die Insulinsensibilität erhöht werden kann. Beim Insulinwiderstand bleibt das Insulin vor den Zellen, weil es von bestimmten Rezeptoren nicht erkannt wird. Und so kann die Glukose, unser Energiespender für die Zellen, nicht verbrannt werden. Je öfter das passiert, umso stärker werden schließlich die Zellen in ihrer Funktion beeinträchtigt und sterben schlimmstenfalls sogar ab. Folge von Insulinwiderstand ist dann Altersdiabetes.

• **Herz-, Hirn- und Organmangelfunktionen:** Die Wirkungen von Arginin und Ornithin erhöhen die Stickoxid-Produktion und relaxen damit die Blutgefäße, steigern dadurch den Blutfluss und senken den Blutdruck. Im Zusammenhang mit dem Schutz vor Herzkrankheiten spielt diese Wirkung eine zentrale Rolle. Zudem vermindern die beiden Aminosären die pulmonale Hypertension, den Bluthochdruck in den Lungen. Als Folge eines Bluthochdruckes in den Lungen entsteht hier ein gefährlich niedriger Sauerstoff- oder ein gefährlich hoher Kohlendioxydspiegel des Blutes, resultierend aus mangelhaftem Austausch von Sauerstoff und Kohlendioxyd in den Lungen und im Blut oder aus mangelhafter Luftbewegung in und aus den Lungen. Pulmonale Hypertension führt zu einer Schädigung der Blutgefäße und zu einer Verschlechterung der Sauerstoffversorgung. Unzureichende Sauerstoffversorgung wiederum führt zu Herz-, Hirn- und anderen Organ-Mangelfunktionen.

• **Immunsystem:** Wie mit so vielen Körperaktivitäten so verliert auch das Immunsystem mit zunehmendem Alter an Effektivität, so dass ältere Menschen für jede Art von Infektionen besonders anfällig sind. Infektionen, die sie vor ein paar Jahren noch hätten abwehren können, sind jetzt ohne die entsprechenden Nahrungsergänzungsmittel nicht mehr aufzuhalten. Neueste Untersuchungen niederländischer Wissenschaftler belegen jetzt, dass eine Kombination von Arginin, Ornithin und Omega-3-Fettsäuren, wenn diese fünf bis 10 Tage vor einer Operation gegeben werden, die Gefahren einer nachoperativen Infektion deutlich senken. Die Aminosäure Arginin wird bereits seit langem zur Stärkung des Immunsystems eingesetzt, um jenen, die an Sepsis, Krebs oder Aids leiden, eine Linderung zu verschaffen. Traumatische Erlebnisse, einschließlich Operationen, erhöhen den

Bedarf des Körpers an Arginin, das zur Proteinsynthese und zur Produktion der weißen Blutkörperchen nötig ist. Es ist im besonderen das Arginin, dass zur Bildung von Polyaminen - das sind Moleküle die vor allen Dingen von B- und T-Zellen während ihres schnellen Wachstums und ihrer Ausprägung im frühen Stadium einer Infektion, benötigt werden - beiträgt.

• **Krebs und HIV:** Zahlreiche Dokumente und Studien belegen die Vorteile von Arginingaben bei Individuen mit schwachem Immunsystem, einschließlich Krebs- und HIV-infizierten Patienten sowie Patienten, die sich von den Strapazen einer schweren Operation erholen müssen. Es konnte deutlich demonstriert werden, dass eine Nahrunsgergänzung mit Arginin und Ornithin in besonderem Maße die Ausbildung von Lymphocyten fördert. An Mäusen durchgeführte Untersuchungen haben wesentlich dazu beigetragen, die Rolle des Arginin zur Verbesserung der Immunreaktion aufzuklären.

• **Allgemeine Regeneration:**
Studien mit Patienten nach schweren operativen Eingriffen zeigen eindeutig die positive Wirkung auf die allgemeine Regenerationskraft des Organismus. Größere Operationen werden von einer Reihe von Faktoren begleitet, die das Immunssystem belasten. Die wesentlichsten davon sind die Verwendung von Betäubungsmitteln, Bluttransfusionen und das Potential postoperativer Falschernährung. Zusätzliche Gaben von

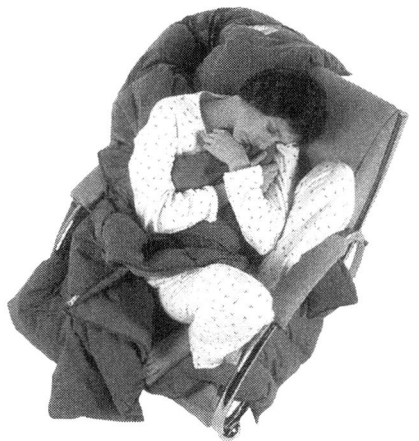

Arginin und Ornithin erhöhen die Regeneration während des Schlafes

Arginin, Ornithin und Omega-3-Fettsäuren bewirken unter starken Belastungen eine bemerkenswerte Verbesserung der Immunzellreaktionen. Patienten, die nach einer schweren Operation Arginin, Ornithin und Omega-3-Fettsäuren in ausreichender Dosis erhielten, konnten sich wesentlich schneller von den Strapazen der Operation erholen und konnten auch schneller wieder aus dem Krankenhaus entlassen werden.

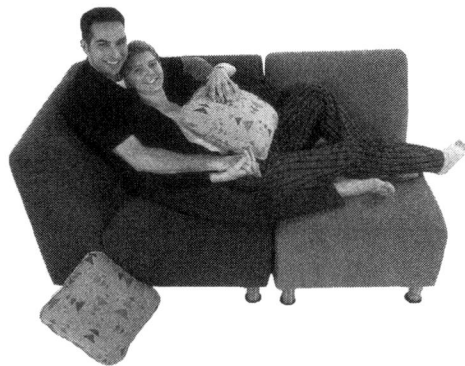

Liebe, Lust und Leidenschaft:
Die Aminosäuren Arginin und Ornithin können das
Liebesleben deutlich verbessern. Sie steigern die
allgemeine Vitalität und damit auch die Potenz
und die Libido

• **Potenz und Libido:** Die allgemein gesteigerte Regenerationskraft des Körpers, hervorgerufen durch das Aminosäuren-Duo, führt zu einer deutlich gesteigerten Vitalität. Und als erfreuliche „Nebenwirkung" der Vitalitätserhöhung hat man bei Männern deutliche Potenzsteigerungen, selbst bei recht alten Menschen, feststellen können. Und was die Potenz bei Männern angeht, das betrifft die Libido bei Frauen. Auch hier konnte durch entsprechende Aminosäuren-Gaben die allgemeine Vitalität und damit die Liebeskraft deutlich gesteigert werden. In Fachkreisen nennt man deshalb Arginin auch „natürliches Viagra".

• **Anti-Aging:** Arginin und Ornithin gehören zu den natürlichen Anti-Aging-Substanzen par excellence. Es gibt kaum vergleichbare Substanzen, die einen so deutlichen Regenerationseffekt haben, wie dieses geniale Aminosäuren-Duo. Regeneration bedeutet Erneuerung, Erholung. Und die kann man durch die Einnahme dieser beiden Aminosäuren selbst deutlich spüren und auch im Spiegel sehen. Man fühlt sich einfach frischer, vitaler und jünger - und man sieht auch so aus.

Indikation:
Zur Erhöhung der Ausschüttung von Wachstumshormonen. Allgemeine Stärkung der Herzleistung. Altersdiabetes. Zur Verbesserung der allgemeinen Körperkonstitution und Organleistungen. Zur Unterstützung des Immunsystems. Als unterstützende Begleittherapie bei Krebserkrankungen und HIV-Infektionen. Zur Steigerung der allgemeinen Regenerationskraft. Verbesserung des Schlafes. Steigerung der Körperenergie. Steigerung von Potenz und Libido. Anti-Aging.

Einnahmehinweis:

Arginin und Ornithin sollten in einem Verhältnis von 2:1 eingenommen werden. Sinnvoll kombinierte Fertigpräparate mit Arginin und Ornithin sind am Markt nur schwer erhältlich. In Apotheken kann man sich eventuell aus den beiden Aminosäuren ein fertiges Pulver im Verhältnis 2:1 mischen lassen, was allerdings sehr teuer werden dürfte. Von diesem reinen Amino-Duo sollte man dann etwa 1-2 Gramm am Abend, unmittelbar vor dem Zubettgehen, einnehmen. Diese Menge reicht, um die Produktion von Wachstumshormonen im Schlaf deutlich anzukurbeln. Etwa 90 Minuten nach dem Einschlafen ist diese Produktion auf ihrem Höhepunkt, weshalb eine Einnahme vor dem Zubettgehen so sinnvoll ist. Ergänzen kann man die Einnahme noch durch Vitamin-C-Depot in Kapselform. Dadurch wird die Wirkung von Arginin und Ornithin noch deutlich gesteigert. Geeignet für alle ab 40 Jahren. Beraten Sie sich bitte einfach mit Ihrem Apotheker.

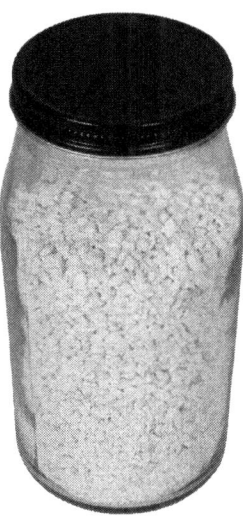

Die beiden Aminosäuren Arginin und Ornithin können in der Apotheke als Salzform bestellt werden. Daraus kann Ihnen der Apotheker ein Fertigpulver im Verhältnis 2:1 mischen oder auch fertige Kapseln herstellen. Fragen Sie einfach danach – und auch nach den Kosten!

Bezugsquellen:

Apotheken (sehr teuer), Global Nutrition: ein Unternehmen in den Niederlanden, das die Aminosäuren Arginin und Ornithin in einer perfekten Kombination in Tablettenform unter dem Präparate-Namen „GH-max" anbietet. Eine Tablette ist fast so groß wie eine Bohne, weil so wirkstoffreich, und enthält Arginin und Ornithin in einer perfekten Kombination. Zusätzlich enthalten die Tabletten noch pflanzliche Wirkstoffe und Vitamine, die eine Aufnahme und Verwertung der Aminosäuren begünstigen. Je nach Alter und Ausprägung der Alterserscheinungen reichen bereits 1-2 Tabletten vor dem Schlafengehen. Die Adresse von Global Nutrition finden Sie im Bezugsquellennachweis am Ende des Buches. Es lohnt sich, dieses Unternehmen mal kennenzulernen!

Frauen-Extra

Die meisten Frauen haben irgendwelche Probleme im Zusammenhang mit der Menstruation oder mit den Wechseljahren. Jede Dritte stuft die Symptomatik als schwer ein und jede Zehnte ist sogar aufgrund ihrer Beschwerden regelmäßig arbeitsunfähig. Wie neueste Untersuchungen mit standardisiertem Extrakt aus den Früchten des Mönchspfeffers zeigen, kann diesen Frauen effektiv und nebenwirkungsarm geholfen werden.

☐ Mönchspfeffer (vitex agnus castus)

Zahllose Frauen sind jeden Monat durch Beschwerden wie Kopfschmerzen, Unterleibsbeschwerden, Schlafstörungen und Stimmungsschwankungen in ihrer Lebensfreude und Leistungsfähigkeit beeinträchtigt. Jede dritte Frau zwischen Menarche, das ist der Eintritt der ersten Regelblutung, und Menopause kennt verschiedenste Symptome, die unter der Bezeichnung Prämenstruelles Syndrom zusammengefasst werden, und die oft in der zweiten Zyklushälfte das Leben erschweren.

Verwendung im Altertum
Mönchspfeffer wird im Volksmund auch Keuschlamm genannt. Dieser Name erklärt bereits die Wirkung, die dieser Pflanze im Altertum zugesprochen wurde. In Klöstern wurden nämlich die gemahlenen Samen als Gewürzpulver in hohen Dosen gebraucht, um den Geschlechtstrieb abzuschwächen. Bei geringer Dosierung bewirkt er jedoch das Gegenteil.

Wirksame Inhaltsstoffe
Die etwa 3,5 mm großen schwarzbraunen Früchte des 2-3 Meter hohen Strauches enthalten Iridoide, etherisches Öl, Flavonoide, Bitterstoff und fettes Öl. Forschungen belegen eine Wirkung, die dem körpereigenen Botenstoff Dopamin verwandt ist. Dopamin ist ein Botenstoff und reguliert die Ausschüttung des Hormons Prolaktin. Eine Überproduktion von Prolaktin führt häufig zu Spannungsgefühlen in den Brüsten, zur sogenannten Mastodynie. Es wird außerdem vermutet, dass Mönchspfeffer Einfluss hat auf die Ausschüttung von FSH (follikelstimulierendes Hormon) und LH (luteinisierendes Hormon), zwei Hormonen der Hypophyse, die den Menstruationszyklus regulieren.

Gesicherte Wirkprinzipien

Der Wirkmechanismus der pflanzlichen Inhaltstoffe des Mönchspfeffers konnte inzwischen eindeutig geklärt werden: Agnus-castus-Extrakte beeinflussen die Freisetzung des Nerven-Botenstoffes Dopamin und normalisieren dadurch die Ausschüttung des milchbildenden Hormons Prolaktin in der Hirnanhangsdrüse. Das vermindert z.B. das lästige Spannungsgefühl in der Brust vor den Tagen.

Natürliche Hormonregulierung

Es konnte nachgewiesen werden, dass die Inhaltsstoffe der Samen, wie Aucubin, Agnusid, Casticin, ätherische Öle und spezielle Fettsäuren, gut verträglich gegen das prämenstruelle Syndrom wirken, da sie die körpereigene Progesteronbildung anregen. Dank diesem wissenschaftlichen Nachweis ist Agnus castus zu einer der wichtigsten Heilpflanzen für die weibliche Hormonregulierung geworden. Durch diese zyklusregulierende Wirkung ist es Frauen den ganzen Monat hindurch wohler und sie können entspannter der täglichen Arbeit nachgehen.

Anwendung in Medizin und Naturheilkunde

Mönchspfeffer ist eine Heilpflanze, mit der bestimmte Beschwerden beim prämenstruellen Syndrom ursächlich behandelt werden können. Sie wird eingesetzt zur Behandlung von Zyklusunregelmäßigkeiten, Blutungsstörungen, Schmerzen während der Periode, Mastodynie, Hyperprolaktinämie und zur Hormonregulierung bei Wechseljahresbeschwerden. Mönchspfeffer wird aber auch erfolgreich bei Hoden- und Prostataentzündung eingesetzt.

Indikation:

Zur allgemeinen Hormonregulierung. Prämenstruelles Syndrom (PMS). Wechseljahresprobleme verschiedenster Art. Östrogenmangel. Depressive Stimmungszustände. Prostatitis. Hodenentzündung.

Einnahmehinweis:

Mönchspfeffer gibt es als Fertigarzneimittel als Kapseln, Tabletten oder Tropfen. Zur Dosierung beachten Sie bitte den Beipackzettel.

Bezugsquellen:

Nur in Apotheken. Bitte fragen Sie nach dem günstigsten Präparat.

Männer-Extra

Nicht nur Frauen leiden unter typischen Alters- bzw. Wechseljahres-beschwerden. Wenn Männer in die Jahre kommen, so verändern sich auch bei ihnen einige Dinge im Leben. Die Potenz lässt langsam nach, die Prostata macht zunehmend Probleme und die Haare werden dünner. Aber auch gegen diese Probleme ist ein Kraut gewachsen.

☐ Sägepalme (Sabal)

Die Sägepalme ist ein kleines Palmengewächs mit großen Blättern und großen tiefroten bis schwarzen Beeren. Die Indianer verwendeten die Beeren als allgemeines Tonikum zur Stärkung des Körpers und als Appetitanreger. Zudem wurden die Beeren auch zur Behandlung von genitalen Harntraktproblemen einschließlich Harndrang und Harntraktfehlern verwendet. Neueste klinische Versuche haben ergeben, dass Sägepalmbeeren hilfreich bei der Behandlung der gutartigen Prostatahypertrophie sind.

Wirksame Inhaltsstoffe
Die Sägepalmbeeren enthalten ein Öl mit verschiedenen Fettsäuren und Phytosterole. Diese Fettsäuren schließen caprische, caprylische, caproic, laurische, Palm- und Ölsäure, sowie deren Ethylester ein. Die Hauptphytosterole sind Betasitosterol, Stigmasterol, Cycloartenol, Lupeol, Lupenone und 24-Methylcycloartenol. Es wurde nachgewiesen, dass der fettlösliche Extrakt der Sägepalmbeere die Umwandlung von aggressivem Testosteron (Dihydrotestosteron = DHT), das für die Prostatavergrößerung als verantwortlich angesehen wird, unterbindet. Außerdem verhindert der Sägepalmextrakt die Anbindung von DHT an Rezeptoren. Dadurch wird die Wirkung von DHT blockiert und dessen Zersetzung angeregt.

Allgemeine Wirkungen
Die nordamerikanischen Indianer verwendeten die Sägepalmbeeren als Hausmittel gegen Hodenatrohpie, Entzündung der Prostata, und mangelndem Geschlechstrieb des Mannes. Die Beeren werden aber auch bei Unfruchtbarkeit, schmerzhafter Menstruation und Milchproduktion bei der Frau empfohlen. Die Früchte finden auch traditionell Anwendung als Tonikum und Schleimlöser für die Schleimhäute, insbesondere der Bronchialwege.

Historisch dokumentierte Anwendungen:

- Harntraktstörungen, nächtlicher Harndrang
- Benigne Prostatahypertrophie, Prostataentzündung
- Impotenz, geringer Geschlechtstrieb
- Atrophie der Hoden
- Unfruchtbarkeit bei Frauen
- Erhöhte Milchproduktion
- Schmerzhafte Menstruation
- Tonikum für die Ovarialfunktion
- Schleimlöser, Bronchitis, Asthma, Katarrh, Erkältungen
- Allgemeines Tonikum zur Stärkung
- Wirkt beruhigend auf das Nervensystem
- Entzündungshemmend

Aussagekräftige Studien

Die Sägepalme ist als beliebtes Behandlungsmittel gegen Prostatavergrößerung sowohl in Europa als auch in den USA bekannt geworden. Diese Beliebtheit besteht aus gutem Grund. Mehr als 20 doppelblinde, plazebokontrollierte Studien haben gezeigt, dass der fettlösliche Extrakt der Sägepalmbeere sehr wirksam ist bei der Linderung sämtlicher Hauptsymptome der benignen Prostatahyperplasie (BPH), einschließlich erhöhter nächtlicher Urinhäufigkeit, der wohl lästigsten Beschwerde. Die Studien haben sogar gezeigt, dass der Sägepalmextrakt gegenüber Proscar, dem Standardmedikament in der medizinischen Behandlung von BPH in seinem Nutzen sehr viel überlegener ist.

Die chemische Variante Finasterid

Das Medikament Proscar mit dem Wirkstoff Finasterid war das erste zugelassene Medikament, das in der Prostata-Behandlung angewendet wurde. Es blockiert die Funktionen des Enzyms 5 Alpha-Reductase, das beim Stoffwechsel des männlichen Geschlechtshormons Testosteron eine Rolle spielt. Proscar blockiert innerhalb der Prostata die Umwandlung von Testosteron in das Dihydrotestosteron, einem sehr aggressiven Hormon. Dihydrotestosteron (DHT) ist für die Überproduktion von Prostatazellen verantwortlich, woraus später die Prostatavergrößerung entsteht. Und genau dieses DHT wird hauptsächlich auch für den hormonell bedingten Haarausfall verantwortlich gemacht, der in erster Linie Männer, aber auch Frauen betreffen kann. In geringerer Dosis ist der Wirkstoff Finasterid inzwischen auch unter dem Präparate-Namen Propecia als Anti-Haarausfall-Mittel auf dem Markt. Proscar und Propecia sind zu Recht verschreibungspflichtige Medikamente, die man nur auf Rezept erhält. Mögliche Nebenwirkungen sind nämlich reduzierter Geschlechtstrieb, Ejakulationsprobleme und Impotenz.

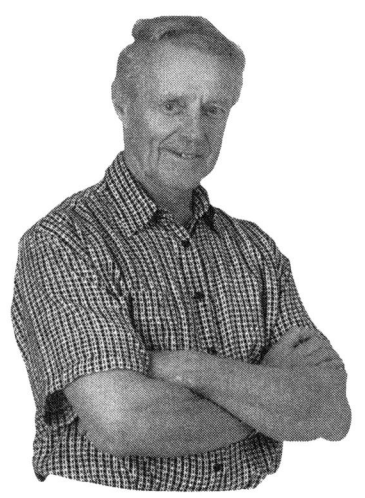

Auch für die Manneskraft hält Mutter Natur ein wahres Wundermittel parat: Extrakte aus der Sägepalme. In vielen Studien erwies sich der Naturextrakt gegenüber dem chemischen Wirkstoff Finasterid als deutlich überlegen

Sägepalme contra Chemie

Beim Sägepalmextrakt, das in den klinischen Studien verwendet wurde, handelt es sich um einen wohldefinierten, gereinigten fettlösliche Extrakt, das aus 85 bis 95% Fettsäuren und Sterole besteht. Wie bei Proscar erscheint die therapeutische Wirkung des Sägepalmextraktes als Resultat der Verhinderung der Dihydrotestosteronbildung. Der Sägepalmextrakt verhindert allerdings zusätzlich die Verbindung von DHT an Zellverbindungsstellen, den sogenannten Rezeptoren. Und was die Nebenwirkungen angeht, so ist der Sägepalmextrakt als bedenkenlos einzustufen. Zahlreiche Studien bestätigen, dass die Sägepalme der Chemie eindeutig überlegen ist. Einerseits wird der natürliche Sägepalmextrakt sehr gut vertragen, zeigt keine Nebenwirkungen. Andererseits ist eine Behandlung mit Sägepalmextrakt in Pillenform deutlich günstiger als die chemische.

Und zudem zeigen sich erste Behandlungserfolge mit Sägepalmenextrakt bereits nach 4-6 Wochen, während der chemische Wirkstoff Finasterid 6 Monate braucht, um erste Erfolge aufzuzeigen.

Indikation:

Neben den historisch dokumentierten Anwendungsgebieten kommt Sabal-Extrakt in der modernen Medizin bei folgenden Beschwerden zur Anwendung: gutartige Prostatavergrößerung, die sogenannte benigne Prostatahyperplasie (BPH) ersten und zweiten Grades sowie bei chronischer Prostataentzündung. Ein interessanter Aspekt ist die DHT-Blockade, weshalb Sabal auch erfolgreich zur Vorbeugung und Behandlung bei hormonell bedingtem Haarausfall eingesetzt werden kann - noch ein absoluter Geheimtipp!

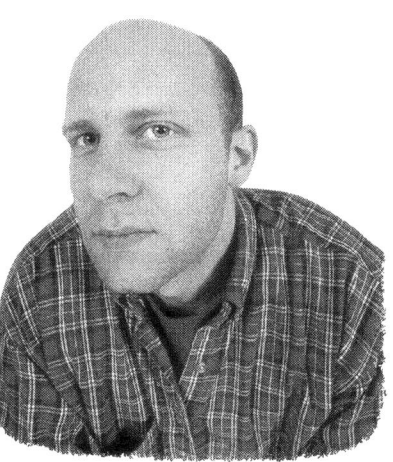

Präparate mit Sabal-Extrakt sind ein echter Geheimtipp bei hormonell bedingtem Haarausfall. Diese können den Haarausfall bremsen oder gar stoppen, aber eine Glatze nicht wieder „reanimieren". Da heißt es, frühzeitig vorsorgen und Sabal einnehmen

Einnahmehinweis:

Am besten sind Weich-Kapseln mit 320 mg Sabal-Extrakt, da man diese Dosis nur einmal täglich einnehmen muss. Üblich sind aber auch Kapseln mit 160 mg Wirkstoff, davon nimmt man dann zwei Kapseln täglich mit ausreichend Flüssigkeit, am besten zu einer Mahlzeit. Lesen Sie bitte auch den Beipackzettel. Bei ernsthaften Prostatabeschwerden sollten Sie unbedingt einen Arzt (Urologen) aufsuchen. Eventuell verschreibt dieser Ihnen Sabal sogar per Rezept.

Bezugsquellen:

Freiverkäuflich in Apotheken. Fragen Sie einfach nach dem günstigsten Präparat. Auch wenn Sie andere Quellen für Sabal ausprobieren möchten, beispielsweise das Internet, so rate ich Ihnen hier zu Apothekenpräparaten, da diese erstens nicht zu teuer und zweitens als Medikament mit standardisiertem Wirkstoffgehalt zugelassen und damit zuverlässig wirksam sind.

Der Hautpflege-Plan

Wir wollen uns nicht nur jung fühlen, sondern auch so aussehen. Beim Bio-Anti-Aging mit Vitalstoffen zeigen sich die positiven Auswirkungen nicht nur auf unser Organsystem, auf unsere „innere" Gesundheit, sondern auch auf die Haut, auf die äußere, sichtbare Schönheit. Aber man kann das „äußerliche Anti-Aging" noch durch ein gezieltes Hautpflege-Programm deutlich sichtbar verstärken und damit für eine bessere Ausstrahlung sorgen.

Warum altern wir?

Das Altern wird dadurch verursacht, dass unsere Zellen degenerieren. Unser Körper besteht aus Billionen solcher Zellen. Jede hat höchstens eine Lebensdauer von zwei Jahren. Aber bevor eine Zelle abstirbt, reproduziert sie sich selbst. Dabei macht die Zelle bei jeder der aufeinanderfolgenden Reproduktionen eine Veränderung, oder besser gesagt, eine Verschlechterung durch. Solche Zellreproduktionen kann man mit dem Prinzip „Kopie von Kopie" vergleichen. Jede weitere Kopie von einer Kopie wird nämlich auch immer etwas schlechter als das Original. Und so verändern und verschlechtern sich auch unsere Zellen. Wir werden älter.

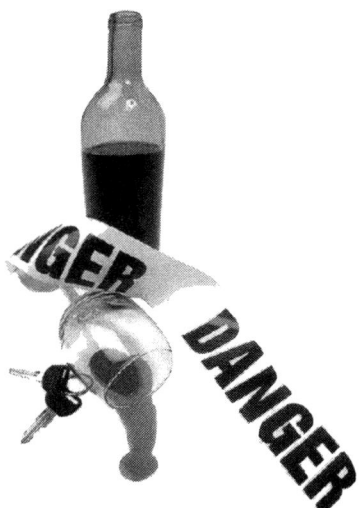

Alkohol in Maßen ist okay. Aber ein Zuviel wird gefährlich...

Negative Einflüsse

Der Alterungsprozess ist immer individuell und von vielen Faktoren abhängig: erbliche Veranlagung, Lebensweise, Umweltbedingungen, Ernährung, Rauchen usw. Es gibt glücklicherweise aber auch Maßnahmen, mit denen man diesen Prozess günstig beeinflussen kann. So spielt zum Beispiel eine ausgewogene Ernährungsweise eine wichtige Rolle. Wer auf eine vitalstoff- und ballaststoffreiche Kost achtet und dabei schlank und fit bleibt, der hat eine größere Chance länger jung zu bleiben. Weiterhin spielen geistiges

Training, genügend Schlaf, Verzicht auf Genussgifte, ein normaler Blutdruck, Stressverarbeitung, ausreichend Bewegung und eine allgemein positive Einstellung wichtige Rollen für ein erfülltes Leben.

Die Hautalterung

Mit zunehmendem Alter trocknet die Haut immer mehr aus, wird dünner und empfindlicher. Sie produziert immer weniger hauteigene Lipide. Der Hautstoffwechsel reduziert sich, wodurch die Haut zunehmend verhornt. Die Zell-Lagen und die Zellen selbst werden immer dünner und kleiner. Das Wasserbindevermögen nimmt entscheidend ab, wodurch Linien und Fältchen entstehen. Dadurch, dass die Muskulatur an Spannkraft verliert und die collagenen wie elastinen Fasern verhärten und brechen, beginnen die Gesichtskonturen zu erschlaffen. Das allgemeine Hautrelief vergröbert sich, und die Haut verliert an Transparenz, Ausstrahlung und Zartheit.

Vorzeitige Hautalterung durch Tageslicht

Der Alterungsprozess der Haut wird durch Lichteinwirkung stark vorangetrieben. Die straffen collagenen Fasern, die von elastinen Fasern gestützt werden, beginnen bei Lichteinwirkung, selbst an trüben Tagen, mehr und mehr auszutrocknen. Die Fasern verhärten und versteifen sich. Elastin wird abgebaut, wobei die Produktion fehlerhaften Elastins angeregt wird. Der Verhornungsprozess der Haut wird beschleunigt, die Hautzellen trocknen zusehends aus. Es entstehen je nach Lichteinwirkung mehr oder weniger Falten. In der Haut summiert sich die eingetroffene Lichtwirkung während des ganzen Lebens. Je mehr Tageslicht auf die Haut trifft, desto mehr Falten werden in späteren Jahren entstehen. Und intensive Sonnenbäder verstärken den Alterungsprozess der Haut enorm. Deshalb ist es so wichtig, die Haut vor Lichteinwirkung und UV-Strahlung zu schützen. Jeden Tag

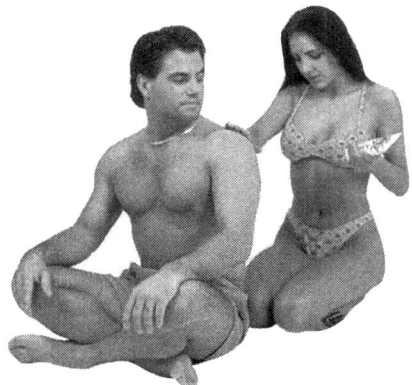

Sonnencreme ist ein wichtiger Schutz vor lichtbedingter Hautalterung. Am besten täglich, auch an grauen Wintertagen, verwenden

und überall. Bei jedem Wetter, zu jeder Jahreszeit. Nur so lässt sich die lichtbedingte Hautalterung deutlich reduzieren.

Einfache und gute Alterungsvorsorge

Immerhin macht die lichtbedingte Hautalterung fast 70 Prozent der sichtbaren Alterungszeichen an der Haut aus. Falten, grobe Haut oder Pigmentflecken sind also größtenteils ein Werk der Sonne, weniger der Veranlagung. Und die negativen Wirkungen des Sonnenlichts lassen sich ganz einfach deutlich reduzieren: durch gute Lichtschutzfaktoren! So enthalten die meisten Tagescremes heute zwar einen gewissen Lichtschutzfilter, aber in den meisten Produkten ist er viel zu schwach, um die altmachende Lichteinwirkung effektiv zu bremsen. Die meisten Cremes schützen auch nicht vor dem gesamten UV-Lichtspektrum und lassen noch zu viele Strahlen an die Haut, die diese auf lange Sicht nun einmal deutlich altern lassen.

Der beste Schutz

Den besten Schutz vor lichtbedingter Hautalterung bieten gute Sonnenschutzmittel mit einem Breitband-Filter, der vor UV-A- und UV-B-Strahlung schützt. Je höher der Lichtschutzfaktor, umso effektiver ist der Hautalterungs-Schutz. Und je milder die Rezeptur des Lichtschutzmittels ist, desto verträglicher ist es für die Haut. In der Regel haben Baby-Sonnencremes für das Gesicht einen hohen Lichtschutzfaktor und sind für die zarte Babyhaut besonders mild zusammengesetzt. Vergessen Sie ab sofort teure Anti-Falten-Tagescremes, sondern verwenden Sie einfach eine Baby-Sonnencreme mit hohem Lichtschutzfaktor als Tagespflege für Ihr Gesicht. Besser und preiswerter können Sie Ihre Haut nicht vor der lichtbedingten Faltenbildung schützen. Viele Hersteller von Baby-Pflege bieten sehr gute Baby-Sonnencremes, aber auch die Eigenmarken von Drogerie- und Supermarkt-Ketten sind in der Regel optimal zusammengesetzt.

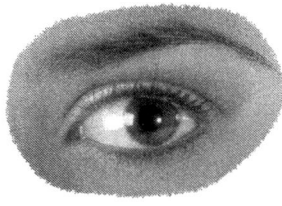

Empfindliche Augen

Meistens enthalten Baby-Sonnencremes natürliche Lichtschutzpigmente, die die Haut zwar optimal vor UV-Licht schützen, die aber auch ins Auge gelangen können, wenn man die Creme nicht behutsam auf-

Die Augenregion ist besonders empfindlich

trägt, sondern einfach ins Gesicht schmiert. Diese Pigmente trüben dann den Blick, machen die Sicht etwas milchig-trüb. Deshalb empfehle ich Ihnen für die Augenpartie eine besondere Pflege. Probieren Sie doch einmal einen Sonnen-Lippenpflegestift mit hohem Lichtschutzfaktor. Die meisten Stifte enthalten neben dem Lichtschutz auch Vitamine und pflegende Stoffe, die nicht nur die Lippen, sondern auch die Haut in der Augenregion sehr gut pflegt und schützen.

Geheimtipp

Wenn Ihnen einen Sonnenstift nicht zusagen sollte, dann habe ich hier noch einen ultimativen Anti-Falten-Tipp für die Augenregion: reines Olivenöl. Tragen Sie einfach einige Tropfen naturreines Olivenöl sanft auf die Haut der Augenregion auf. Dieses Öl ist sehr gut hautverträglich, wirkt ungemein glättend und hat sogar einen natürlichen Sonnenschutz. Danach können Sie den Rest Ihres Gesichtes mit der Baby-Sonnencreme verwöhnen. Außerdem verwöhnt natürliches Olivenöl auch strapazierte Haut, zum Beispiel raue Hände nach der Gartenarbeit. Und nach einem Sonnenbad unterstützt reines Olivenöl die Hautregeneration. Unbedingt ausprobieren!

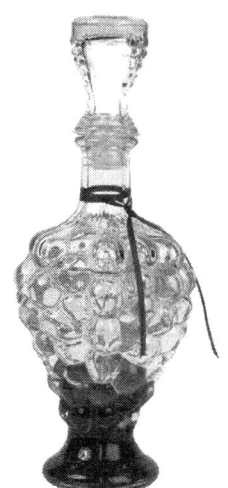

Olivenöl verwöhnt mit seinen gehaltvollen Fettsäuren besonders die strapazierte Haut

Make Up

Einen sehr guten Lichtschutz bietet auch Make Up. Die enthaltenen Pigmente reflektieren nämlich das Licht, wenn es auf die Haut trifft. So kann das Licht keinen Schaden mehr in der Haut verursachen. Inzwischen werden auch extra Make Up's mit einem hohen Lichtschutz angeboten. Diese enthalten in der Regel besonders viele mikrofeine Pigmente, die die Haut nicht nur verschönern, sondern zusätzlich vor der lichtbedingten Hautalterung schützen.

Das Nacht-Programm

Tagsüber heißt es schützen und pflegen, nachts soll die Haut sich regenerieren und neue Widerstandskräfte für den Tag tanken. Auch hier kann man eine normale Nachtcreme verwenden, die aber Falten nicht wirklich sichtbar reduzieren kann. Und ich gehe einfach einmal davon aus, dass Sie etwas mehr für Ihre Haut tun möchten, dass Sie echte Wirkeffekte erzielen möchten, die jedermann auch sehen kann: glattere, straffere und zartere Haut. Das wird in der Werbung sehr häufig versprochen, aber nur in den seltensten Fällen entsprechen solche Behauptungen der Wahrheit.

Das Anti-Falten-System
Sicher haben Sie auch schon das eine oder andere Anti-Falten-Produkt ausprobiert und waren von der versprochenen Wirkung alles andere als überzeugt. Und so probiert man dies und das, der Markt bietet ja auch immer wieder so tolle Neuheiten. Aber leider werden Sie nirgendwo ein echtes Anti-Falten-Mittel kaufen können, das Ihre Falten wirklich verschwinden lässt. Bestenfalls werden winzige Linien reduziert, was aber sicher nicht der bombastische Effekt ist. Sie brauchen einfach mehr. Sie brauchen ein ganz persönliches Anti-Falten-Programm, das auf Ihre individuellen Hautbedürfnisse zugeschnitten ist!

Nicht käuflich
Was Sie brauchen, das ist etwas Zeit und eine individuelle Anti-Aging-Nachtpflege, die Sie aber leider nicht kaufen können. Aber keine Panik! Sie können Ihre ganz individuelle Anti-Aging-Nachtpflege mit einfachen Mitteln und wenigen Handgriffen selbst herstellen. Wenn Ihre Haut die schon beschriebenen typischen Alterungszeichen wie Trockenheit, Grobporigkeit und Teintunregelmäßigkeiten zeigt, dann können Sie etwas dagegen tun.

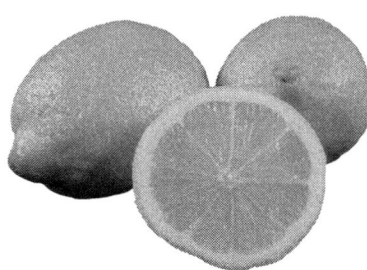

Natürliche Fruchtsäuren wie zum Beispiel Zitronen- oder Milchsäure unterstützen den Prozess der Zellerneuerung der Haut

Sauer macht schön
Sicher haben Sie schon einmal von Fruchtsäuren gehört oder gelesen, vielleicht sogar schon Cremes mit diesen Schönmachern ausprobiert, aber keinen Erfolg bei sich feststellen können. Grund: Industrie-Cremes sind Standard-Rezepturen, die für millionen Menschen mit den unterschiedlichsten Hautbedürfnissen hergestellt werden. Die Wirkstoff-Zusammen-

setzung ist für alle gleich, alles andere als individuell. Für den einen enthalten solche Cremes zuviel Fruchtsäuren, was die Haut dann reizt. Andere vertragen eine höhere Fruchtsäuren-Konzentration und spüren keine Hautverbesserung mit den Standard-Cremes. Die Fruchtsäuren in der richtigen, dem Hauttyp angepassten Dosierung, beschleunigen nämlich den Zellstoffwechsel, lösen Verhornungen sanft auf und machen die Haut geschmeidig und zart. Die Poren werden allmählich kleiner, das gesamte Hautbild wird glatter.

Selbst mixen
Hier stelle ich Ihnen nun ein einfaches Rezept für ein individuelles Gesichtswasser mit Fruchtsäuren vor. Dazu benötigen Sie ein handelsübliches Gesichtswasser ohne Alkohol, egal welcher Marke. Hauptsache mild und ohne Alkohol. Und aus der Apotheke besorgen Sie sich ein kleines Fläschchen, etwa 20 Milliliter, Milchsäure. Pur ist Milchsäure hochgradig ätzend, aber in der richtigen Verdünnung ein hervorragendes Schönheitsmittel mit verblüffender Wirkung.

Anti-Falten-Rezept

Geben Sie auf 100 ml Gesichtswasser 2 ml Milchsäure. Schütteln. Fertig ist das 2-prozentige Fruchtsäuren-Gesichtswasser. Tragen Sie einfach dieses Gesichtswasser nach der abendlichen Gesichtsreinigung mit einem Wattebausch auf die Haut auf. Wenn das Fruchtsäuren-Gesichtswasser von der Haut aufgenommen ist, können Sie Ihre übliche Nachtcreme verwenden. Nach einiger Zeit hat sich Ihre Haut an die Fruchtsäuren-Dosis gewöhnt. Um einen deutlicheren Anti-Aging-Effekt zu erzielen steigern Sie bei der nächsten Mixtur einfach die Milchsäure-Dosis: 100 ml Gesichtswasser + 3 ml Milchsäure. Wenn Sie auch diese Dosis problemlos vertragen, so können Sie etwa alle vier Wochen, jedesmal, wenn Sie eine neue Mixtur herstellen, die Milchsäure-Dosis um 1 ml erhöhen. Eine Maximaldosis von 5 Prozent Milchsäure sollten Sie allerdings nicht überschreiten.

Wirkung noch verstärken

Wenn Sie die Wirkung dieses Anti-Aging-Gesichtwassers noch verbessern möchten, dann verwenden Sie pro 100 ml Gesichtswasser zusätzlich 5 g Urea-Pulver. Auch dieses erhalten Sie in der Apotheke. Einfach in das Fruchtsäuren-Gesichtswasser geben und gut verschütteln, bis das Urea-Pulver sich vollständig aufgelöst hat. Urea ist einer der besten Feuchtigkeitsspender, der auch natürlicherweise in der Haut vorkommt. Trockener Haut fehlt dieser Stoff, weshalb diese von einem Urea-Zusatz spür- und sichtbar profitiert. In der Medizin wird Urea deshhalb auch zur Behandlung von krankhaft trockener Haut, bei Schuppenflechte und Neurodermitis eingesetzt.

Retinol gegen Falten

Und wenn Sie Ihrem persönlichen Anti-Aging-Programm noch ein Tüpfelchen aufsetzen möchten, dann verwenden Sie als Nachtcreme eine gute Retinol-Creme aus der Apotheke oder aus einem Drogeriemarkt. Retinol ist reines, aktives Vitamin A, das tief in die Haut eindringt und diese zur Zellneubildung anregt. Bei regelmäßiger Anwendung wird die Haut glatter, straffer und feiner. Selbst Überpigmentierungen verblassen. Nur ein paar Monate Zeit brauchen Sie schon, um die volle Wirkung dieses Anti-Aging-Programms für Ihre Haut auch im Spiegel deutlich zu sehen. Aber bitte probieren Sie es einfach einmal aus, denn es lohnt sich wirklich!

Anti–Aging für die Haut

Am Tag:	• Baby-Sonnencreme LSF 25 und höher
	• Sonnen-Lippenpflegestift LSF 20 und höher
	• Olivenöl
	• Make Up mit Lichtschutzpigmenten
Am Abend:	• Gesichtswasser + Milchsäure + Urea
	• Retinol-Nachtcreme

Anti-Aging-Food

Einige Lebensmittel haben es wirklich in sich. Sie enthalten eine geballte Ladung wertvoller Wirkstoffe, die es in dieser natürlichen Kombination nicht in Pillenform gibt. Deshalb ist es sehr ratsam, diese besonderen Lebensmittel auf den täglichen Speisenplan zu setzen, um von deren Wirkung optimal zu profitieren.

Besondere Wirkstoffe

Viele Lebensmittel enthalten spezielle Wirkstoffe, die als ausgesprochene Jungmacher gelten. Zu diesen Stoffen gehören Aminosäuren, sekundäre Pflanzenstoffe wie Phenole, Flavonoide oder Carotinoide und verschiedene etherische Öle. Diese Biostoffe sind nachgewiesenermaßen so wirksam wie Medikamente, einige übertreffen sogar die Wirkung von Medikamenten. Und das ohne Nebenwirkungen!

Biostoffe für die Gesundheit

Diese wunderbaren Biostoffe bewirken enorme Veränderungen in unseren Körperzellen, die man spüren und sehen kann. Wenn diese Biostoffe fehlen, dann kränkeln und welken die Zellen vor sich hin wie Pflanzen, die man nicht ausreichend gießt. Dadurch altert unser Organismus deutlich schneller, wir werden anfälliger für Infektionen und andere Krankheiten. Wenn wir aber täglich besonders nährstoffreiche Lebensmittel auf unseren Speisenplan setzen, dann blühen unsere Zellen wieder auf - und wir mit ihnen. Wir strotzen nur so vor Gesundheit. Typische Befindlichkeitsstörungen können mit solchen Lebensmitteln sogar beseitigt, Krankheiten oft deutlich gelindert werden. Wir können mit nährstoffreichen Lebensmitteln aber nicht nur geschädigte Zellen regenerieren, sondern auch künftigen Zellschäden hervorragend vorbeugen.

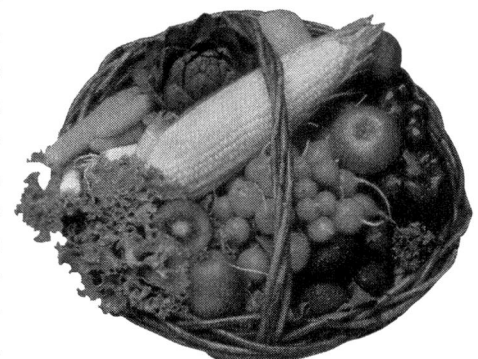

Obst und Gemüse sowie andere besondere Lebensmittel haben es in sich: sie alle enthalten natürliche Biostoffe, die eine ausgesprochene Wirkung auf unsere Gesundheit haben

71

Das sind die wunderbaren Biostoffe

Aminosäuren sind Eiweißbausteine, die an der Zellerneuerung und an sämtlichen Stoffwechselvorgängen beteiligt sind. Man unterscheidet **essentielle Aminosäuren**, die vom Körper nicht selbst gebildet werden können, von **nichtessentiellen Aminosäuren**, die vom Körper zum Teil selbst gebildet werden können. Essentielle Aminosäuren müssen mit der Nahrung aufgenommen werden, nichtessentielle Aminosäuren werden vom Körper aus bestimmten Nahrungsbestandteilen synthetisiert. Dazu müssen wir aber die richtigen Lebensmittel mit den richtigen Nahrungsbestandteilen zu uns nehmen. Und das am besten täglich.

Aminosäuren – nur ein paar Beispiele

Arginin	fördert die Wundheilung, verzögert Hungergefühle, kurbelt die Nierentätigkeit an, stärkt das Immunsystem. **Beste Quelle**: Lauch, vor allem im Blattgrün.
Isoleucin **Leucin** **Valin**	sorgen für mehr Muskelmasse, setzen Fett frei und stärken Nerven- und Gehirnleistung. **Beste Quelle**: Joghurt, Knoblauch, Haferflocken.
Phenylalanin **Methionin** **Tyrosin**	sorgen für Sofort-Energie, verbessern Lust und Laune, kräftigen das Bindegewebe und die Haare, bauen Speckpolster ab. **Beste Quelle**: Zwiebeln und Tomaten.
Tryptophan	entspannt strapazierte Muskeln, hebt die Laune, ist verantwortlich für erholsamen Schlaf. **Beste Quelle**: Spinat (frisch oder tiefgefroren).
Lysin	kurbelt den Fettstoffwechsel an, bildet Glückshormone, stärkt Herz und Gefäße. **Beste Quelle**: Sellerie und Sojasprossen.

Sekundäre Pflanzenstoffe sind natürliche Pflanzenstoffe, die das Immunsystem stärken und damit gegen Krankheitserreger wirken. Man unterscheidet vier Gruppen.

Sekundäre Pflanzenstoffe – vier Gruppen:

1. Phenole

sind pflanzeneigene Salze und Säuren wie **Indol, Glucosinolat, Phenolsäure** und **Sulfid**. Diese hemmen die Entstehung von Krebs, stärken die Immunkraft, senken den Cholesterinspiegel, blockieren die freien Radikale.

2. Flavonoide

sind farblose, hellgelbe, grüne und violette Planzenstoffe wie **Anthocyanidin, Epicatechin, Luteolin, Quercetin, Chlorophyll, Rutin** und **Kämpferol**. Diese hemmen Entzündungen, bauen das Immunsystem auf, stärken die Gefäßwände, wehren krebserregende Stoffe ab und stabilisieren das Collagen, den Polsterstoff für Haut, Bindegewebe und Knochen.

3. Carotinoide

sind gelbe bis rote Pflanzenfarbstoffe wie **Betacarotin, Betanin** und **Lycopin**. Diese Pflanzenstoffe unterstützen den Zellaufbau, sorgen für eine gleichmäßige Pigmentierung der Haut und fördern die Farberhaltung und die Glanzbildung im Haar. Gelten allgemein als hochwirksame Radikalenfänger.

4. Etherische Öle

sind natürliche Aromastoffe wie **Allicin, Feuchon, Isothiocyanat, Apiol, Capsaicin** und **Carvon**. Sie sorgen für freie Atemwege, unterstützen die Verdauung, regen die Nierentätigkeit an und schaffen ein entspanntes Wohlgefühl im Magen- und Darmbereich. Außerdem wirken Sie antibiotisch und killen damit typische Krankheitserreger.

Die Top 10 der Lebensmittel

Jeden Tag verzehren wir die unterschiedlichsten Lebensmittel, ohne uns jedoch nähere Gedanken über deren Ernährungswert zu machen. Dabei gibt es eine Reihe von Lebensmitteln, die aufgrund ihrer natürlichen Biostoffe in Sachen Gesundheitswirkung eine besondere Bedeutung in der Ernährung haben. Manche Lebensmittel übertreffen in ihrer Wirkungsweise sogar die von Medikamenten. Während Tiere in freier Natur instinktiv wissen, was ihnen gut tut, haben wir im Laufe der Evolution leider verlernt, welche Nahrungsmittel wir in bestimmten Situationen benötigen. Tiere fressen bei Befindlichkeitsstörungen oder Erkrankungen ganz gezielt bestimmte Pflanzen und Kräuter mit hohem Wirkstoffgehalt, um auf natürliche Weise wieder zu Kräften zu kommen und zu genesen. Machen wir es den Tieren doch ganz einfach nach, indem wir ganz gezielt bestimmte Lebensmittel auf unseren Speisenplan setzen. Zu diesen Lebensmitteln gehören:

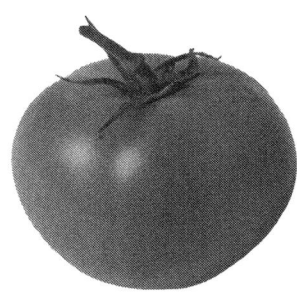

Ob als Suppe, Soße oder Tomatenmark – in gekochter Form wird das Lycopin aus Tomaten vom Körper am besten verwertet

Tomaten

Die roten Früchte enthalten viel Betacarotin, Lycopin, die Vitamine B1, B2, C und E sowie Folsäure, Kalium, Natrium, Eisen, Zink, Kupfer und Ballaststoffe. Damit schützen Tomaten vor Wachstumsstörungen, Blutarmut, Zellschäden und Sehschwäche. Sie sorgen für festes Bindegewebe, regenerieren gestresste Nerven und Blutgefäße, regulieren die Produktion von Verdauungsäften, fördern gute Laune und erholsamen Schlaf. Mit ihrem besonders hohen Anteil an Lycopin sind Tomaten ein excellenter Faltenkiller. Lycopin schützt vor schädlichen UV-Strahlen, bremst freie Radikale aus und verlangsamt dadurch die Hautalterung. Neueste Studien zeigen sogar, dass Lycopin effektiv vor Krebs, in erster Linie vor Prostatakrebs, schützt.

Tipp: Lycopin wird vom Körper am besten aus gekochten Tomaten verwertet. Zum Beispiel als Soße und Suppe oder aus Tomatenmark aus der Tube oder Dose. Zur Vorbeugung am besten täglich 1 Esslöffel Tomatenmark verzehren.

Grüner Tee

Dieses Getränk hat es in sich. Grüner Tee enthält eine Vielzahl von Inhaltsstoffen, sogenannte Polyphenole, die stark antioxidative Eigenschaften haben. diese Polyphenole neutralisieren jene schädlichen Sauerstoffmoleküle im Körper, die in Verdacht stehen, Krebs und Herzerkrankungen zu erzeugen. Außerdem reduzieren

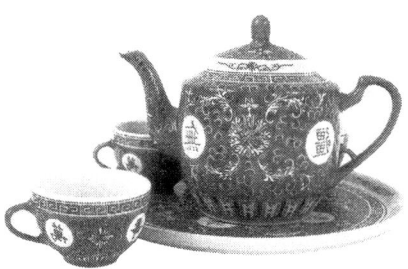

Grüner Tee ist in China Nationalgetränk. Stress oder Herzinfarkt sind dort ein Fremdwort. Und für Ihre glatte Haut sind die Chinesen ja auch bekannt

diese Polyphenole auch die durch freie Radikale hervorgerufene Faltenbildung und stellen einen hervorragenden UV-Schutz von innen dar. Laboruntersuchungen zeigen sogar, dass Grüner Tee das Wachstum von Tumoren hemmt, die Arterien schützt und so das Risiko von Herzerkrankungen und Schlaganfällen mindert. Sein Katechin EGCG macht diesen wunderbaren Tee zum ultimativen Stresskiller. Dieser Biostoff regt die Durchblutung an, optimiert den Datentransfer im Gehirn und beruhigt das vegetative Nervensystem. Eine echte Wohltat für Körper und Geist!

Tipp: Wenn Sie Grünen Tee nicht so sehr mögen, weil er Ihnen zu herb schmeckt, dann kombinieren Sie ihn doch mal mit schmackhaften Kräutern wie Pfefferminze oder Fenchel oder aromatisieren Sie ihn mit einem vollmundigen Früchtetee. Aber verzichten Sie nicht auf dieses Wundergetränk. Probieren Sie nach Geschmack Ihre eigene Teemischung und trinken Sie täglich mindestens 3 Tassen davon. Sie werden davon profitieren!

Meerrettich

Mein persönlicher Favorit, wenn es um die Bekämpfung von Krankheitserregern geht. Meerrettich enthält besonders viele Scharfstoffe, etherische Öle und sekundäre Pflanzenstoffe, die insgesamt auf natürliche Weise antibiotisch wirken. Die Inhaltsstoffe von Meerrettich killen Krankheitserreger oft sogar zuverlässiger als chemisch hergestellte

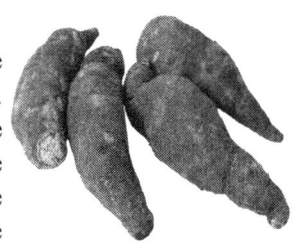

Scharfe Wurzeln mit Power: Meerrettich

Antibiotika. In erster Linie schützt Meerrettich daher vor Atemwegs- und Darminfektionen.

Tipp: Kaufen Sie Tafel-Meerrettich im Glas. Bei den ersten Anzeichen einer Erkältung nehmen Sie sofort 1 Teelöffel Meerrettich in den Mund und „spülen" ihn mit einem Schluck Wasser herunter. Diese Prozedur bitte mindestens dreimal täglich über eine Woche lang durchziehen. Auch wenn es Ihnen schnell schon wieder besser gehen wird, sollten Sie Meerrettich mindestens eine Woche lang einnehmen, um auch die letzten Erreger im Körper abzutöten. Schmeckt nicht gut, hilft aber bombastisch. Auch eine leichte Darminfektion können Sie auf diese Weise behandeln. Meerrettich heißt im Volksmund ja auch „Rachenputzer", was auf seine Wirkung schon hinweist. Und tatsächlich putzt Merrettich die Erreger ziemlich zuverlässig und sehr schnell weg. Eine Besserung spürt man in der Regel schon am ersten Behandlungstag. Sollten die Beschwerden jedoch nicht innerhalb eines Behandlungstages spürbar abklingen, so steckt möglicherweise eine ernsthafte Infektion hinter den Beschwerden, die vom Arzt behandelt werden muss.

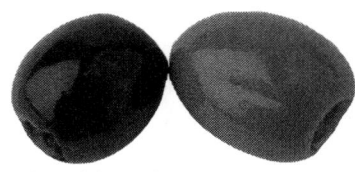

Oliven liefern ein excellentes Speiseöl mit hervorragender Gesundheitswirkung

Olivenöl

Das „flüssige Gold des Südens", wie man Olivenöl in Fachkreisen auch gerne bezeichnet, enthält zu mehr als 70 Prozent ungesättigte Fettsäuren, ist reich an natürlichen Antioxidantien, vor allem an Vitamin E. Neueste Studien zeigen, dass Olivenöl sowohl innerlich wie äußerlich verwendet äußerst positive Eigenschaften besitzt. So kann es beispielsweise, äußerlich gleich nach einem Sonnenbad dünn aufgetragen, sogar Hautkrebs verhindern. Innerlich schützt dieses vitalstoffreiche Öl vor Schäden an den Gefäßinnenwänden und beugt Durchblutungsstörungen und sogar Herzinfarkt vor, indem es den sogenannten „schlechten" LDL-Cholesterinwert im Blut senkt. Mit seinem hohen Anteil an speziellen Polyphenolen verhindert Olivenöl die Verklebung der Arterienwände und schützt damit vor der gefürchteten Arterienverkalkung. Zudem ist Olivenöl ein gutes Verdauungsmittel, denn es sorgt für eine zügige Darmpassage. Regelmäßig eingenommen, hat Olivenöl sogar eine hautglättende Wirkung und beugt der weiteren Faltenbildung vor.

Tipp: Greifen sie am besten zu hochwertigem, kaltgepresstem Olivenöl „nativ extra", weil diese Qualität die meisten Vitalstoffe enthält und höchste Ansprüche an Geruch und Geschmack erfüllt. Wenn Sie dann künftig beim Kochen oder Braten oder für Ihre Salate jedes Mal einen Schuss Olivenöl verwenden, dann tun Sie ohne großen Aufwand viel Gutes für Ihren Körper. Sorgen Sie einfach dafür, dass Sie täglich 1 Esslöffel Olivenöl zu sich nehmen, um von der positiven Wirkung zu profitieren. Wenn Sie Olivenöl nicht für Salat oder zum Kochen verwenden, dann nehmen Sie es einfach pur ein.

Ingwer

Ein Gewürz mit positiven Folgen: Ingwer. Der Wirkstoff Gingerol macht Ingwer zum erstklassigen Herzschützer. Denn in seiner chemischen Struktur ähnelt der Ingwer dem Gerinnungshemmer Aspirin, der Verklumpungen im Blut verhindert. Zudem regen die Scharfstoffe im Ingwer

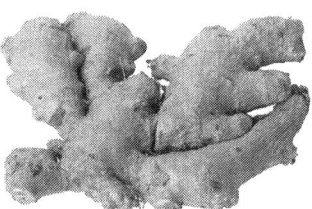

Scharfe Knolle gegen allerlei Beschwerden: Ingwer

die Wärmerezeptoren im Körper an und bringen den Kreislauf in Schwung. Und als Naturheilmittel bei Übelkeit hat Ingwer sich schon einen Namen gemacht. Ingwer übertrifft in seiner Wirkung gegen Übelkeit sogar die von Medikamenten gegen die typische Reisekrankheit, wie verschiedene Studien eindrucksvoll belegen. Sogar bei Migräne kann Ingwer nicht nur die Übelkeit, sondern auch die Schmerzen spürbar lindern. Ingwer hemmt nämlich die Tätigkeit der Prostaglandine, Substanzen, die Schmerzen und Entzündungen in den Blutgefäßen des Gehirns hervorrufen. Auf die gleiche Weise bekämpft Ingwer auch die Schmerzen bei Arthritis, nämlich durch die Eindämmung der entzündungsauslösenden Prostaglandine.

Tipp: Am besten eignet sich natürlich die frische Ingwer-Wurzel für besondere Gesundheits-Anwendungen. Aber man kann sich auch mit pulverisiertem Ingwer, der als Gewürz in jedem Supermarkt erhältlich ist, behelfen. Nehmen Sie vorbeugend täglich etwa einen halben Teelöffel Pulver, am besten in Tee aufgelöst, ein. Bei Beschwerden,

Übelkeit, Migräne oder Schmerzen mehrfach täglich einen halben Teelöffel Ingwer-Pulver einnehmen, bis die Beschwerden abklingen. Wegen der Schärfe das Pulver bitte in ausreichend Flüssigkeit, am besten in Kräutertee, auflösen. Wenn Sie den Geschmack von Ingwer nicht mögen, dann fragen Sie in der Apotheke doch einfach nach einem Ingwer-Präparat in Pillenform.

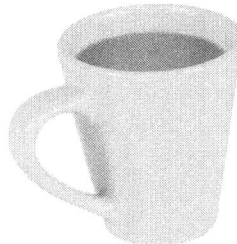

Wohltuend und lecker: Kakao

Kakao

Schon Goethe notierte damals: „Wer eine Tasse Schokolade getrunken hat, hält den ganzen Tag auf einer Reise aus." Diese stärkende Wirkung ist hauptsächlich auf den Inhaltsstoff Theobromin zurückzuführen, den die Kakaobohnen ebenso enthalten wie geringe Mengen Koffein. Allerdings wirkt Theobromin nicht aufregend, wie es dem Koffein nachgesagt wird. Deshalb kann man Kakao auch abends genießen. Er hat sich sogar als Hausmittel bei Einschlafstörungen bewährt. Die Wissenschaft weiß auch warum das so ist: Kakao enthält den Schlummerstoff Phenylethylamin, der ähnlich beruhigend auf das vegetative Nervensystem wirkt wie Baldrian. Und die Substanz Theobromin hat ähnliche Wirkungen wie ein Antidepressivum. Sie hellt die Stimmung auf und neutralisiert alt machende Stresshormone. Deshalb kann man nach einer Tasse Kakao auch so friedlich einschlafen. Und ein erholsamer Schlaf wirkt wiederum wie eine Anti-Falten-Creme von innen. Damit ist Kakao ein perfektes Mittel für innere Ausgeglichenheit und äußere Schönheit.

Tipp: Während eine Tasse heißer Kakao im Winter einen langen und stressigen Arbeitstag perfekt abrundet, kann man sich im Sommer mit einem Riegel Bitterschokolade auf den Feierabend einstimmen.

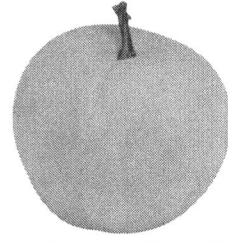

Aprikosen machen schön

Aprikosen

Frische Aprikosen gibt es nicht zu jeder Jahreszeit. Aber getrocknete Aprikosen kann man das ganze Jahr über genießen. Sie enthalten die gleichen Wirkstoffe wie frische Aprikosen, nur eben konzentrierter, weil ihnen durch die Trocknung Wasser entzogen wird. Betacarotin,

Niacin, Vitamin E, Pantothensäure, Kalium, Phosphat, Mangan, Eisen, Kieselsäure und der sekundäre Pflanzenstoff Phenolsäure machen die kleinen orangefarbenen Früchtchen zu wahren Vitalstoff-Paketen für die Schönheit. So sorgen Trocken-Aprikosen für glänzendes Haar und kräftige Fingernägel, lassen Pickel schneller wieder abklingen, straffen das Bindegewebe und vitalisieren Herz und Kreislauf. Durch den hohen Kalium-Anteil sorgen Trocken-Aprikosen für eine Entschlackung und Entgiftung des Körpers, was man sehen und wiegen kann. Überschüssige Wasserdepots im Körper werden nämlich ausgeschwemmt, und mit ihnen das eine oder andere Überpfündchen. Außerdem schützen die Inhaltsstoffe vor Akne und Infektionen.

Tipp: Achten Sie beim Kauf auf die Qualität. Am besten sind ungeschwefelte Trocken-Aprikosen. Ideal sind 3-6 Trocken-Aprikosen am Tag, die man auch prima als Snack zwischendurch oder als Ersatz für Süßigkeiten verzehren kann. Das tut der Figur besonders gut!

Hafer

Sich nicht vom Hafer stechen lassen, sondern ihn essen! Hafer enthält eine Menge wichtiger Vitalstoffe, die nicht nur Pferde zu Höchstleistungen anspornen. Mit seiner geballten Ladung B-Vitamine und komplexen Kohlenhydraten ist Hafer der beste Nervenpanzer vor Prüfungen. Hafer spendet nämlich Langzeit-Energie für Muskeln und Köpfchen. Seine Powerstoffe wie Vitamin E, Niacin, Calcium, Eisen, Mangan, Magnesium,

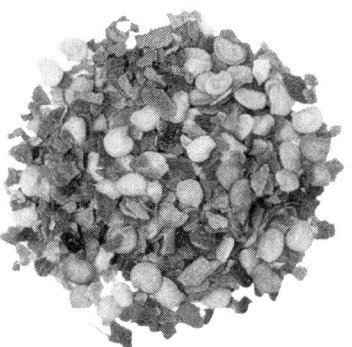

Ein Müsli mit Haferflocken ist echte Power–Nahrung für Körper und Gehirn

Kupfer, Phosphor, Zink und wertvolle Aminosäuren machen Hafer zum Top-Nahrungsmittel für festes Bindegewebe und glatte Haut. Und seine löslichen Fasern, sogenannte Beta-Glukane, quellen im Darm gelartig auf und binden das Fett aus der Nahrung. Weil dieses Gel vom Körper nicht aufgenommen wird, wandert es durch den Darm und wird schließlich mitsamt den eingeschlossenen Fetten ausgeschieden. Dadurch wird die Aufnahme von Fetten in den Blutkreislauf reduziert, was sich nicht nur günstig auf die Blutfettwerte auswirkt, sondern auch auf der Waage bemerkbar macht. Weniger Fett bedeutet weniger Fettkalorien, das sind die Hauptverursacher von Übergewicht. Außerdem reguliert Hafer die Verdauung und dämpft den Appetit.

Tipp: Jeden Tag ein kleines Schälchen Haferflocken-Müsli essen. Noch besser: Haferkleie zum Essen verzehren. Das macht erstens schneller satt und reduziert zweitens die Fettaufnahme aus der Mahlzeit, was letztlich der Figur zugute kommt. Einfach 1-2 Esslöffel Haferkleie ins Essen geben oder vor der Mahlzeit in Milch oder Saft verrührt trinken. Das ist Beauty-Power pur. Ausprobieren lohnt sich!

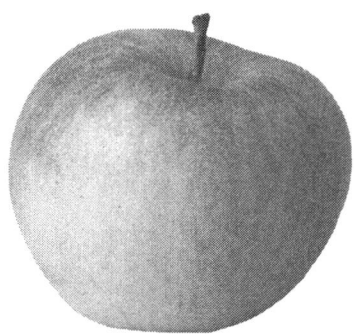

Ein Apfel enthält über 300 wertvolle Biostoffe

Apfel

Ein Apfel am Tag hält den Doktor fern. So lautet ein altes Sprichwort. Und tatsächlich ist der Apfel mit seinen über 300 wertvollen Biostoffen der König der Gesundmacher. Er enthält u.a. reichlich Vitamin C, Vitamin E, Folsäure und Kalium. Hinzu kommen noch der Ballaststoff Pektin und der sekundäre Pflanzenstoff Epicatechin. Damit entgiftet ein Apfel den Körper und stärkt das Immunsystem. Äpfel sorgen allgemein für mehr Kraft und Ausdauer beim Sport, halten die Blutgefäße elastisch, stärken das Herz, senken Cholesterin und entschlacken den Darm. Ein gesunder Darm steht nun einmal für ein intaktes Immunsystem. Und ein intaktes Immunsystem ist wichtig für die Abwehr von Krankheitserregern. Morgens gegessen regt ein Apfel die Körpersäfte und den Geist an und macht fit für den Tag. Abends wirkt er hingegen entspannend und beruhigend und sorgt für einen erholsamen Schlaf.

Tipp: Am besten jeden Tag einen ganzen Apfel mit Schale verzehren. Denn direkt in und unter der Schale stecken die meisten Apfel-Vitalstoffe. Ob Sie nun morgens oder / und abends einen Apfel verzehren, über die Wirkung entscheiden Sie damit selbst. Zur Not tut's auch mal ein Glas Apfelsaft. Aber kaufen Sie bitte nur Direkt-Saft, der aus frischen Äpfeln - und nicht aus Saftkonzentrat - hergestellt wird.

Karotten

Schon als Baby löffeln wir fleißig Karottenbrei. Und als Kinder hören wir immer wieder, dass Karotten gut für die Augen sind. Das ist wohl auch richtig, weil das Carotin in den Karotten im Körper zu Vitamin A umgewandelt wird. Und Vitamin A verbessert tatsächlich das Sehvermögen und wird wegen seiner positiven Wirkungen auf die Haut allgemein auch als Hautvitamin bezeichnet. Aber das Besondere an Karotten ist nun einmal das Carotin selbst, das die Babyhaut so schön golden tönt. Einerseits wirkt Carotin gemeinsam mit Vitamin E und Vitamin C als Radikalenfänger, andererseits tönt es bei

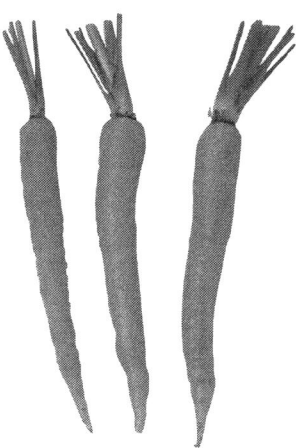

Ob als Gemüse, Rohkost oder Saft: Karotten sind wahre Schönmacher

entsprechender Dosierung die Haut ansprechend goldbraun und schützt diese sogar vor altmachenden Lichteinwirkungen. Damit wird Carotin zu Recht auch als Schönheits-Wirkstoff bezeichnet. Neben Carotin enthalten Karotten aber auch noch viel Niacin, Vitamin B6, Vitamin C, Kalium, Calcium, Eisen, Pektin und etherische Öle. Damit sorgen Karotten auch für mehr Volumen und schönen Glanz im Haar, vertreiben die typische Frühjahrsmüdigkeit und schaffen einen klaren Kopf.

Tipp: Karotten sind in jeder Form lecker und gesund. Ob als Eintopf, Rohkost oder als Saft. Wichtig für eine sichtbare Schönheitswirkung ist jedoch, dass man Karotten täglich verzehrt. Am besten mit etwas Fett, weil dann das Carotin vom Körper besser verwertet werden kann. Zum guten Schluss verrate ich Ihnen noch ein tolles Rezept für einen Anti-Falten-Cocktail: Geben Sie in eine Flasche Karottensaft (330 ml, in jedem Supermarkt erhältlich) je einen Esslöffel Olivenöl und Tomatenmark aus der Tube. Gut verschüttteln. Täglich eine halbe Flasche trinken. So profitiert Ihre Haut von den Vitalstoffen aus Karotte, Olive und Tomate in einem Drink, der auch noch schmeckt. Und nach einigen Wochen werden Sie den Dreifach-Effekt im Spiegel auch sehen können: Glattere Haut, weniger Falten und ein goldener Teint. Ist das etwa nichts!?

Anti-Aging-Specials

Das Altern ist ein natürlicher, biologischer Prozess, ein körperlich-geistiger Vorgang, den man bis heute nicht stoppen kann. Mit dem Ende der Wachstumsphase beginnt der Mensch unweigerlich zu altern. Der eine Mensch altert langsamer, der andere schneller. Der Alterungsprozess ist von verschiedenen Faktoren abhängig, von äußeren Einflüssen und von den inneren Erbanlagen des Menschen. Insgesamt ist Altern also ein ganz individueller Vorgang, von Mensch zu Mensch sehr unterschiedlich. Dennoch hat jeder Mensch die Möglichkeit, das Tempo des Alterns selbst zu bestimmen und durch gezielte Anti-Aging-Maßnahmen optimal zu regulieren.

Typische Alltagserscheinungen

Die einfachste Methode, vorzeitigen Alters- und Abnutzungserscheinungen vorzubeugen, ist das Ausschalten jener negativen äußeren Einflüsse, die diese sicht- und spürbaren Erscheinungen verursachen. Da heißt es zunächst einmal, sämtlichen Ballast von Körper und Seele abwerfen. Stress auf jeder Linie vermeiden, schlechte Ernährungsgewohnheiten abstellen, mehr Bewegung ins Leben bringen. Doch im Alltag erscheint uns die Realisation dieser Punkte sehr schwierig. Im Beruf ist es nun einmal oft sehr stressig. Und zu Hause geht der Stress auch noch weiter. Dann brauchen wir schnell etwas Handfestes zu essen. Schnell? Currywurst mit Pommes von der Bude geht am schnellsten. Und danach noch eine schöne Zigarette. Angeblich zum Abschalten. Oder für die Verdauung? Und wenn man dann so schön vollgefressen ist, liegt es sich doch besser auf dem Sofa, als in die Pedale zu treten, nicht wahr?!

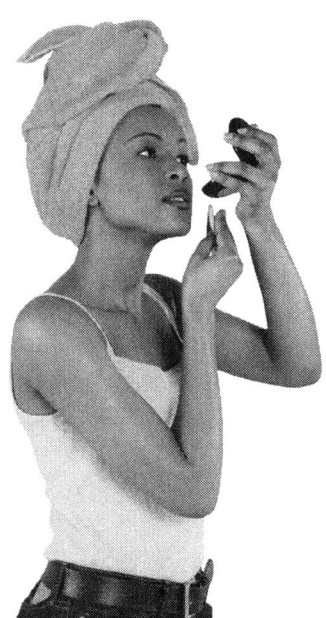

Ihr Spiegelbild zeigt Ihnen, ob Sie mit sich selbst rundum zufrieden sein können

Schluss mit dem alten Trott

Wenn Sie Ihr Leben ändern und auffrischen wollen, dann müssen Sie unweigerlich raus aus ihrem Alltagstrott. Wenn Sie sich innerlich und äußerlich verjüngen möchten, dann verlassen Sie die bisherigen altmachenden Lebenspfade. Sorgen Sie für eine harmonische Balance in Ihrem Leben, für einen Ausgleich zu Ihrem Altagstrott. Schaffen Sie sich persönliche Inseln in Ihrer Freizeit für Ihre ganz persönlichen Belange. Nehmen Sie sich einfach mehr Zeit zum Abschalten vom Alltag. Zeit zum Innehalten. Zeit für eine bewusstere Lebensführung.

Zeit für mehr

Schalten Sie ganz bewusst vom Alltag ab und nehmen Sie sich Zeit für mehr Lebensqualität. Hören Sie dabei einfach auf Ihren Bauch, auf Ihre innere Stimme, und erfüllen Sie sich hin und wieder einen Herzenswunsch. So finden Sie wieder zur inneren Zufriedenheit, der Basis für eine ausgeglichene Lebensführung. Und eine harmonische Lebensweise ist die Basis für all Ihre Lebensziele. Wenn Sie nämlich nicht in Harmonie mit sich selbst leben, dann helfen Ihnen auch keine Pillen auf dem Weg zu einem besseren Leben. Auf dem Weg zu mehr Frische, Jugendlichkeit und Schönheit müssen Sie erst in sich selbst hineinhorchen und Ihre eigenen Schwachstellen aufdecken.

Schwachstellen erkennen

Auch wenn Sie ein Anti-Aging-Programm durchführen möchten, müssen Sie erst Ihre persönlichen Schwachstellen erkennen. Haben Sie viel Stress? Sind Sie nervös? Schlägt Ihnen Ärger schnell auf den Magen? Ernähren Sie sich unausgewogen oder haben Sie schlechte Ernährungsgewohnheiten? Rauchen Sie? Haben Sie körperliche Beschwerden? Listen Sie doch einfach einmal alle Ihre Schwachpunkte schriftlich auf und beschäftigen Sie sich mit den Hintergründen. Warum haben Sie so viel Stress? Warum ernähren Sie sich nicht ausgewogen? Warum ist Ihr Leben anders, als Sie es sich vorstellen?

Arbeiten Sie an sich

Viele, viele kleine Sorgen sind insgesamt auch ein großer Haufen Sorgen, der Sie belastet und im wahrsten Sinne des Wortes alt aussehen lässt. Versuchen Sie die vielen kleinen Sorgen, die Sie belasten, erstmal Schritt für Schritt abzubauen, bevor Sie Ihr großes Anti-Aging-Programm starten. Befreien Sie sich zunächst von altmachendem Alltags-Ballast, indem Sie gezielt an sich selbst arbeiten. Dabei helfen Ihnen folgende Wellness-Regeln:

Goldene Wellness–Regeln

Schöne Gedanken
Versuchen Sie, negative Gedanken einfach bewusst abzuschalten oder wie beim Fernsehen wegzuzappen. Denken Sie an etwas Schönes und erfreuen Sie sich daran!

Kleine Rituale und Zeremonien
Bauen Sie kleine Rituale und Zeremonien in Ihren Alltag ein, z.B. eine feste Tee- oder Kaffeezeit, um dadurch neue Kräfte für den Tag zu tanken.

Gefühls-Freiheit
Lassen Sie Ihren Gefühlen freien Lauf! Weinen Sie, wenn Ihnen danach ist, und spülen Sie mit den Tränen Ihren Stress aus!

Innerem Druck Luft machen
Setzen Sie sich nicht selbst unter Druck! Lassen Sie genügend „Luft" für sich selbst in Ihrem Terminkalender!

Stress gezielt abbauen
Bauen Sie Ihren Stress gezielt ab! Sport, Entspannungsübungen, Musik, Hobbys, Aromabäder & Co helfen dabei.

Vorausschauende Tagesplanung
Planen Sie Ihren Tag und nehmen Sie sich die wichtigsten Vorhaben zu Ihrer besten Zeit vor! So vermeiden Sie unnötigen Stress.

Glückshormone
Verwöhnen Sie sich hin und wieder selbst oder lassen Sie sich verwöhnen! Das fördert die Produktion von Glückshormonen.

Ihr persönliches Anti-Aging-Programm

Erst wenn Sie mit sich selbst im Klaren sind, wenn Sie wissen, wo es bei Ihnen zieht und zwackt, können Sie auch gegen diese Zipperlein gezielt vorgehen. Auch beim Anti-Aging sollten Sie, bevor Sie irgendwelche Vitalstoffe schlucken, wissen, was Sie erreichen wollen und was genau erreichbar ist. Verabschieden Sie sich von allzu übertriebenen Versprechen. Erkennen Sie Ihre persönlichen Möglichkeiten. Erstellen Sie Ihr ganz persönliches Anti-Aging-Programm mit biologisch wirksamen Vitalstoffen, mit einer speziellen Hautpflege und einer gesunden Ernährung im Rahmen einer harmonischen Lebensweise.

Allgemeine Tipps und Tricks

Wie Sie Ihre Lebensweise harmonisieren, das kann ich hier nicht ausführlicher erläutern, weil es den Rahmen dieses Buches sprengen würde. Wenn Sie aber mit Ihrem Leben nicht gut zurecht kommen, wenn Sie allgemein schlecht organisiert sind und Ihnen die Alltagssorgen so langsam über den Kopf wachsen, dann empfehle ich Ihnen mein Buch mit dem Titel *„Ein neues Leben!"*. Näheres zu diesem Titel erfahren Sie am Ende dieses Buches. Aber ich kann Ihnen hier einige allgemeine Tipps und Tricks verraten, wie Sie Ihr persönliches Anti-Aging-Programm optimal gestalten.

Am Anfang steht eine Anamnese

Stellen Sie sich vor, Sie berichten einem Arzt Ihre persönlichen Probleme, sprechen mit ihm über Ihre Befindlichkeitsstörungen und Beschwerden. Sie erzählen dem Arzt Ihre persönliche Krankengeschichte. Der Arzt stellt Ihnen wiederum Fragen, um sich ein genaueres Bild von Ihnen zu machen, um eine Anamnese zu erstellen. Danach entscheidet der Arzt, wie er in Ihrem Falle weiter vorgehen muss, um eine korrekte Diagnose zu erstellen. Daraus ergibt sich schließlich die individuelle Behandlung.

Individuelle Behandlung

Eine individuelle Behandlung richtet sich immer nach der Schwere und nach dem Ausmaß der Beschwerden. Nun ist Alter ja keine Beschwerde oder Krankheit, die behandelt werden muss, aber man kann vieles tun, um typische Alterserscheinungen und damit zusammenhängende Beschwerden zu lindern. Wenn Sie die Indikationen zu den einzelnen Vitalstoff-Präparaten genau studiert haben, dann erkennen Sie schon, welche Präparate Ihnen helfen können. Möglicherweise kommen aber für Sie aus Ihrer Sicht viel zu viele Präparate in Frage, eine ganze Menge Pillen, die Sie aus Zweifelsgründen nicht schlucken möchten. Deshalb gehen Sie einfach wie folgt vor:

Ihr persönlicher Vitalstoff-Cocktail

Wenn Sie alle die zu Ihnen passenden Vitalstoff-Präparate laut Beschreibung auf Seite 17 angekreuzt haben, dann kennen Sie Ihren persönlichen Vitalstoff-Cocktail. Sollte Ihnen die Anzahl der Präparate zu hoch erscheinen, dann fangen Sie erstmal mit dem Basis-Programm an und warten Sie die Wirkung ab. Nach etwa vier Wochen können Sie dann entscheiden, ob Sie weitere Präparate in Ihr persönliches Anti-Aging-Programm aufnehmen möchten.

Beobachten Sie sich

Ergänzen Sie einfach alle vier Wochen um ein weiteres Präparat und nehmen Sie dieses wie im Beipackzettel beschrieben ein. Beobachten Sie sich ganz genau. Spüren Sie eine positive Wirkung? Wenn ja, dann ist dieses Präparat ein persönliches Anti-Aging-Präparat für Sie. Sollten Ihnen jedoch irgendwelche negativen Begleiterscheinungen auffallen, dann klären Sie diese bitte mit einem Fachmann, einem Arzt oder Apotheker, ab. Oft reagiert jedoch unser Körper nur etwas irritiert, wenn er plötzlich etwas bekommt, was ihm lange Zeit gefehlt hat. Wer beispielsweise lange Zeit nur von Fast Food gelebt hat und seine Ernährung plötzlich auf eine abwechslungsreiche Kost mit viel Obst und Gemüse umstellt, muss auch mit anfänglichen Umstellungsproblemen rechnen. Blähungen zeigen zum Beispiel, dass sich der Körper erst noch auf die ballaststoffreiche Kost einstellen muss. Nach einer Eingewöhnungsphase läuft dann im wahrsten Sinne des Wortes alles wie geschmiert, man fühlt sich rundum wohl und möchte die gesunde Kost nicht mehr missen. So kann es eben auch bei den Vitalstoffen vorkommen, dass sich der Körper erstmal daran gewöhnen muss, bis er darauf positiv reagiert. Nehmen Sie sich einfach die Zeit, um die Verträglichkeit und die Wirkung der einzelnen Vitalstoffe zu testen.

Eins kommt zum anderen

Wenn Sie wie zuvor beschrieben vorgehen, sparen Sie sich auch über-flüssige Vitalstoff-Präparate, weil Sie so genau erkennen können, wie ein bestimmtes Präparat bei Ihnen wirkt. Wenn nicht anders beschrieben, zeigen sich bei biologischen Vitalstoffen nämlich nach etwa 3-4 Wochen die entsprechenden Wirkungen auf unseren Körper. So können Sie nach Ablauf von jeweils vier Wochen entscheiden, ob Sie ein Präparat weiter einnehmen möchten oder nicht. Was nichts bringt, das kostet nur unnötig Geld. Und das können Sie sich schließlich sparen.

Interessante Food-Kombinationen

Zu Ihrem persönlichen Anti-Aging-Programm gehören aber nicht nur Nahrungsergänzungsmittel, sondern auch spezielle Lebensmittel mit besonderer Verjüngungswirkung. Wenn Sie verschiedene Lebensmittel miteinander kombinieren, dann schlagen Sie gleich mehrere Fliegen mit einer Klappe. Ich habe Ihnen ja schon mein Rezept von Karotten-saft mit Olivenöl und Tomatenmark vorgeschlagen. Und wie wär´s mit einem Grünen Tee mit Ingwer? Oder mit einem Apfel-Karotten-Salat mit Olivenöl? Oder mögen Sie Hafer-Müsli mit Aprikosen? Eine Meerrettichsoße zum Braten? Was Sie auch mögen, werden Sie krea-tiv und versuchen Sie möglichst viele Anti-Aging-Lebensmittel mit-einander zu kombinieren, um deren Wirkung noch zu steigern.

Leben Sie jung

Last but not least, auch das ist ganz wichtig: Leben Sie jung! Wer rastet, der rostet. Bringen Sie Abwechslung in Ihr Leben. Fordern Sie Ihre Sinne. Gönnen Sie sich öfter mal etwas Neues. Zum Beispiel schicke Klamotten in frischen Farben. Eine neue Frisur. Oder eine neue Haarfarbe? Probieren Sie ein neues Make Up. Verwöhnen Sie sich mit einem neuen Duft. Gehen Sie mal wieder unter die Leute. Warum nicht in einen Tanzschuppen? Tun Sie das, was Sie lange schon einmal tun wollten. Wenn nicht jetzt, wann dann? Ihr Alter sollte dabei keine Rolle spielen. Oder peppen Sie Ihre eigenen vier Wände auf. Renovieren Sie nicht nur sich selbst, sondern auch Ihre unmittelbare Umgebung. Bleiben Sie nicht an Ort und Stelle kleben. Verändern Sie Ihr Leben, sich selbst und das ganze Drumherum. Zeigen Sie schließ-lich Ihr neues Ego und genießen Sie die Anerkennung. Das steigert die eigene Lebensqualität, das macht und hält jung!

Bewegungs-Programm

Zum guten Schluss darf man eine wichtige Sache, einen sehr wichtigen Anti-Aging-Baustein, keineswegs vergessen: die Bewegung. Wir kennen alle schließlich den Spruch „wer rastet, der rostet", was nichts anderes heißt, dass ein inaktiver Körper schneller altert. Um dem entgegenzuwirken, muss man sich nun einmal etwas zusammennehmen und auch körperlich etwas an sich arbeiten, etwas für die körperliche Aktivität tun.

Warum ist Bewegung so wichtig?
Eigentlich wissen wir alle ganz genau, warum wir uns regelmäßig und bewusst bewegen sollen. Wenn dem nicht so wäre, dann hätte der liebe Gott uns bestimmt keine Beine, Füße und Arme oder Hände gegeben. Wir wären dann keine Menschen, sondern vielleicht eher eine Pflanze oder ein Stein oder sonst eine Schöpfung, die ohne Eigenbewegung existieren kann. Aber wir sind nun einmal Menschen, und als solche müssen wir uns ausreichend bewegen, um unsere Körperfunktionen aufrecht zu erhalten.

Ausreichende Bewegung

- **regt den Stoffwechsel an und regelt somit das Körpergewicht**
- **beeinflusst den Fettstoffwechsel in günstiger Weise**
- **stärkt Herz und Kreislaufsystem**
- **reguliert den Blutdruck**
- **stimuliert das Immunsystem**
- **verbessert die Lungenfunktion**
- **regt die Darmtätigkeit an**
- **beugt der Osteoporose vor**
- **unterstützt den Stressabbau und wirkt antidepressiv**
- **trainiert den Koordinationssinn**
- **steigert die allgemeine Leistungsfähigkeit**
- **verbessert das Wohlbefinden**

Welche körperliche Aktivität ist ideal?

Um fit und gesund zu bleiben oder zu werden, müssen wir keinen Hochleistungssport betreiben. Übertriebene sportliche Maßnahmen kehren die positiven Auswirkungen auf unsere Gesundheit nämlich eher wieder ins Gegenteil um. Aber wir brauchen eine regelmäßige und ausdauernde Bewegung, und zwar von relativ geringer Intensität. Diese ist die günstigste Bewegungsform, weil sie nämlich unserem menschlichen Naturell entspricht. Dazu gehören Gehen und Laufen, aber auch Radfahren oder Schwimmen. Flottes Gehen, Walking genannt, ist sogar günstiger als Joggen, weil dabei die Gelenke geschont werden.

Hometrainer, Mini-Stepper oder Hund

Eine gute Alternative ist auch regelmäßiges Training auf dem Hometrainer oder auf dem Mini-Stepper. Damit können selbst Freiluft-Muffel bequem zu Hause, und wenn es sein muss, vor dem Fernseher trainieren. Wer sich hingegen gerne in der freien Natur aufhält, der sollte sich vielleicht einen bewegungsfreudigen Hund anschaffen, der zwingt regelmäßig zu Bewegung an der frischen Luft. Ob Gehen, Laufen, Radfahren, Schwimmen, Hometrainer, Mini-Stepper oder Hund, alles fordert unsere körperliche Aktivität und hat damit eine positive Wirkung auf unseren Körper. Bewusste Bewegung ist bekanntermaßen sehr gesund und damit auch eine nebenwirkungsfreie Methode, den Alterungsprozess zu verzögern.

Wieviel und wie oft?

Ganz einfach: so viel wie es Ihnen Spaß macht. Aber regelmäßig muss es schon sein. Ob nun täglich eine Viertelstunde oder zwei Mal wöchentlich eine ganze Stunde - ein positiver Trainingseffekt ergibt sich erst aus regelmäßigen körperlichen Aktivitäten. Wichtig ist dabei, dass Sie sich rundum wohl fühlen und eine positive Wirkung auf Ihren Organismus spüren.

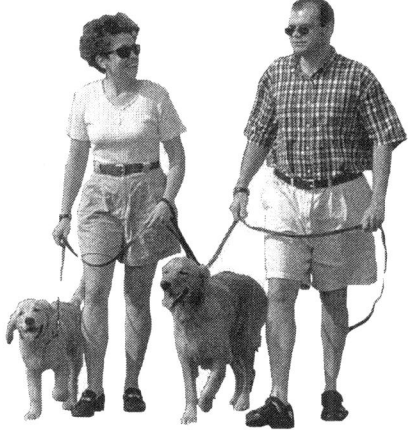

Ein Hund sorgt automatisch für regelmäßige Bewegung an der frischen Luft

Schlusswort

Zum guten Schluss möchte ich Ihnen noch ein paar gute Tipps geben, die Ihnen dabei helfen sollen, die richtige Einstellung zu Ihrem Alter zu finden. Ein schönes Sprichwort sagt ja, man ist so alt wie man sich fühlt. Und wie ist das bei Ihnen? Fühlen Sie sich jung genug, um den Kampf gegen das Alter aufzunehmen? Es reicht nämlich nicht, hier und da gegen diverse Zipperlein ein paar bunte Pillen zu schlucken, um diese zu beseitigen und wieder gesund, fit und vital zu werden. Jung sein ist nämlich ein Lebensgefühl, das aus dem tiefsten Inneren kommt. Und dieses Junggefühl kann man nicht allein mit irgendwelchen Anti-Aging-Pillen hervor zaubern.

Wer sein biologisches Alter, das sicht- und spürbare Alter, um ein paar Jahre zurückdrehen möchte, der muss erstmal sein persönliches Alterspotential erkennen. Das Alterspotential wird bestimmt durch die genetische Veranlagung, die eigene Persönlichkeit, das direkte Umfeld, das Ernährungsverhalten und die allgemeine Lebensweise mit körperlichem und geistigem Training. Machen Sie sich erstmal Gedanken zu Ihrem Alterspotential, zu Ihren persönlichen Möglichkeiten, bevor Sie mit einer Behandlung beginnen. Versuchen Sie zunächst das Beste aus Ihren persönlichen Möglichkeiten zu machen. Optimieren Sie Ihr Ernährungsverhalten, sorgen Sie für eine befriedigende Freizeitgestaltung und steigern Sie Ihre körperlich-geistige Fitness durch ein entsprechendes Training.

Wer jung sein will, muss aktiv sein oder werden. Machen Sie sich einen persönlichen Optimierungsplan, der alle Ihre Verbesserungs-Vorsätze enthält: gesünder ernähren, weniger rauchen, mehr Sport treiben usw. Setzen Sie sich dabei aber nicht unter Druck, sondern gehen Sie alles Schritt für Schritt an. So können Sie es auch mit Ihrem Bio-Aging-Plan halten. Fangen Sie mit dem Basis-Programm an und ergänzen Sie es kurweise für etwa zwei Monate mit einem zusätzlichen Vitalstoffpräparat, etwa Vitamin E, Q10 oder Ginseng. So können Sie ganz einfach feststellen, welches Präparat am besten zu Ihnen passt, was Sie dauerhaft nehmen möchten, was nur zeitweise mal und welche Präparate für Sie nutzlos sind. Nehmen Sie sich Zeit für Ihr Alter, denn sonst läuft es Ihnen ganz schnell davon. Und das im wahrsten Sinne des Wortes...

Bezugsquellen

Fast alle in diesem Ratgeber genannten Vitalstoff-Präparate erhalten Sie in gut sortierten Drogeriemärkten, in Gesundheitsabteilungen von Supermärkten und Kaufhäusern und natürlich in Apotheken. Bei der Qualität der Produkte gibt es wohl kaum Unterschiede, jedoch in der Dosierung der Wirkstoffe und im Preis. An dieser Stelle möchte ich gerne mal mit einigen Vorurteilen aufräumen. So heißt es, dass Apotheken grundsätzlich viel zu teuer sind. Sicher sind hier die meisten Standard-Vitalstoff-Präparate teurer als zum Beispiel in Drogeriemärkten, aber dafür erhält man in der Apotheke auch hochdosierte Spezial-Präparate zu einem vernünftigen Preis-Leistungs-verhältnis, die man in Drogeriemärkten vergeblich sucht.

Gut und günstig kaufen
Und in Drogeriemärkten ist die Qualität keineswegs mangelhaft, wie oft behauptet wird. Man muss einfach nur die Präparate miteinander vergleichen: Inhaltsstoffe - Dosierung - Preis. Gut und günstig kaufen Sie auf jeden Fall bei folgenden Adressen:

• **dm Drogeriemarkt** - überall in Deutschland
Service-Telefon: 0800 - 365 86 33
Internet: www.dm-drogeriemarkt.de
TIPP: Auf die günstigen dm-Eigenmarken achten.

• **Schlecker Drogeriemarkt** - überall in Deutschland
Service-Telefon: 0800 - 55 77 555
Internet: www.schlecker.com
TIPP: Häufig sehr gute Sonderangebote, Anzeigen beachten.

• **Asco-Pharm** GmbH Versandhandel
Im Bruchanger 6, 38855 Wernigerode
Telefon: 03943 - 948110   Telefax: 03943 - 948117
TIPP: Katalog bestellen und Preisvorteile nutzen.

• **Global Nutrition** Ltd.
Postbus 6587, NL-6503 GR Nijmegen
Internet: www.global-nutrition.de
TIPP: Gute Sportler-Präparate, Eiweiße, Aminosäuren usw.

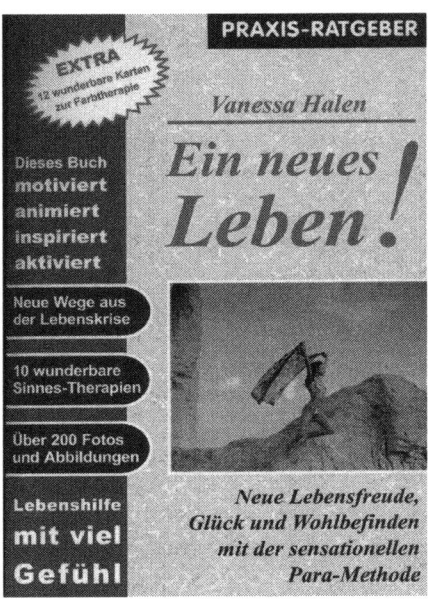

Vanessa Halen

Ein neues Leben!

Neue Lebensfreude, Glück und Wohlbefinden mit der Para-Methode

BoD Book on Demand
Hochglanz-Softcover
Großformat 19 x 27 cm
144 Seiten
zahlreiche Abbildungen
Extra: 12 Farbtherapie-Karten
ISBN 3-89811-731-6

- *Stress und Hektik abbauen*
- *Selbstbewusstsein stärken*
- *Glück und Freude entwickeln*

Dieser Ratgeber hilft Ihnen, Ihre eigenen Kräfte und Energien zu regenerieren und diese für Ihre persönlichen Lebensziele zu mobilisieren. Ausgewählte Sinnes-Therapien werden zu einem individuellen Wellness-Programm zusammengestellt und helfen ohne großen Aufwand bei der Bewältigung der Lebensaufgaben. Dieser Praxis-Ratgeber im Großformat bietet echte Lebenshilfe aus „erster Hand" mit viel Gefühl in anschaulichen Beispielen.

Inhalt:
Neue Lebensfreude, Glück und Wohlbefinden mit der sensationellen Para-Methode. Individuelle Wege aus der Lebenskrise. 10 einfache Sinnes-Therapien für alle Fälle. Über 200 Fotos und Abbildungen. Lebenshilfe mit viel Gefühl.

Extra:
12 spezielle Karten zur Farbtherapie mit Anleitung.

Dieser Ratgeber ist überall im Buchhandel oder im Internet erhältlich.

Wenn Sie mehr über die Autorin erfahren oder den Praxis-Ratgeber „Ein neues Leben!" kostenlos testlesen möchten, dann besuchen Sie doch einmal ihre Homepage im Internet:
http://home.tiscali.de/vanessa.halen